I0067216

8°Tℓ"
203

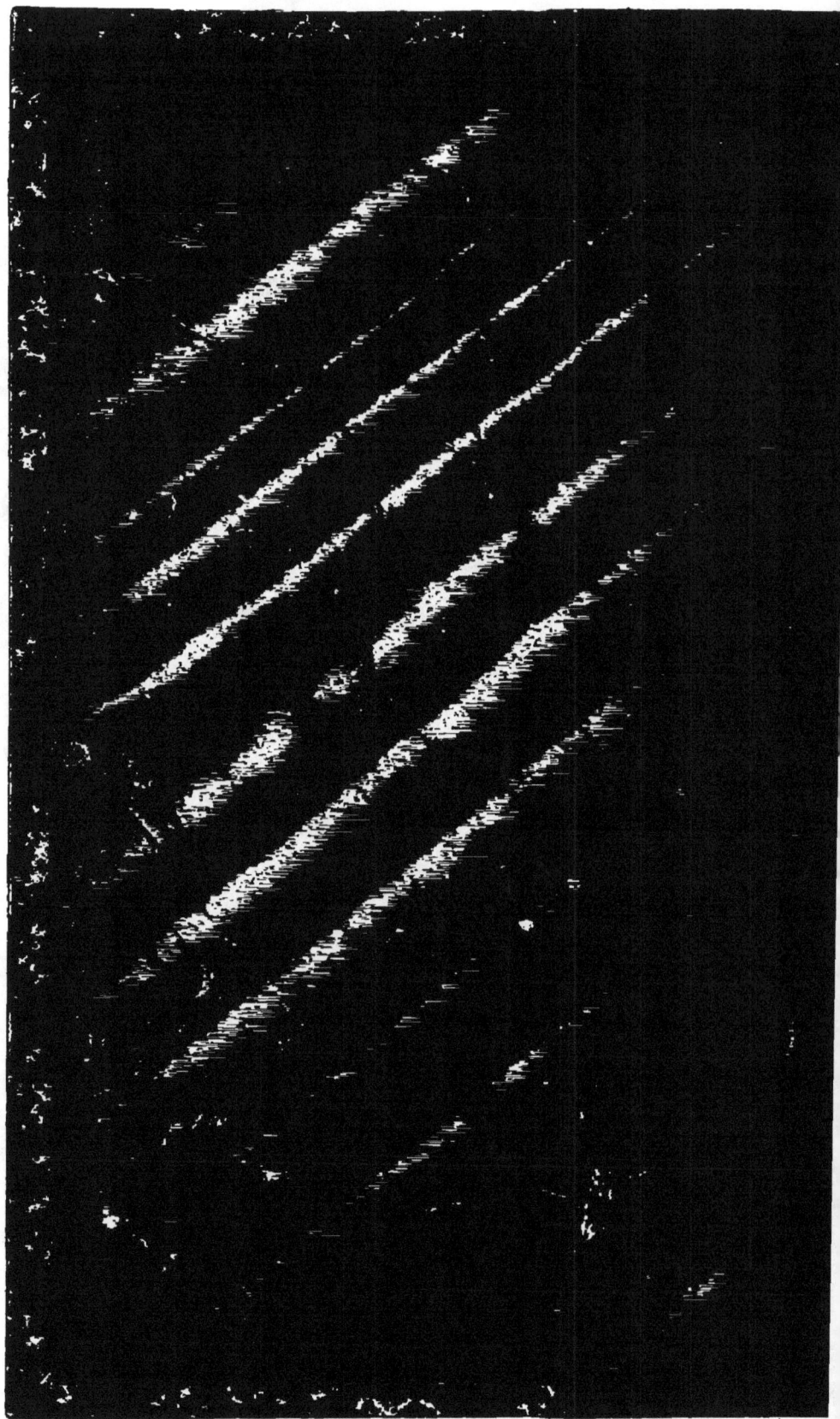

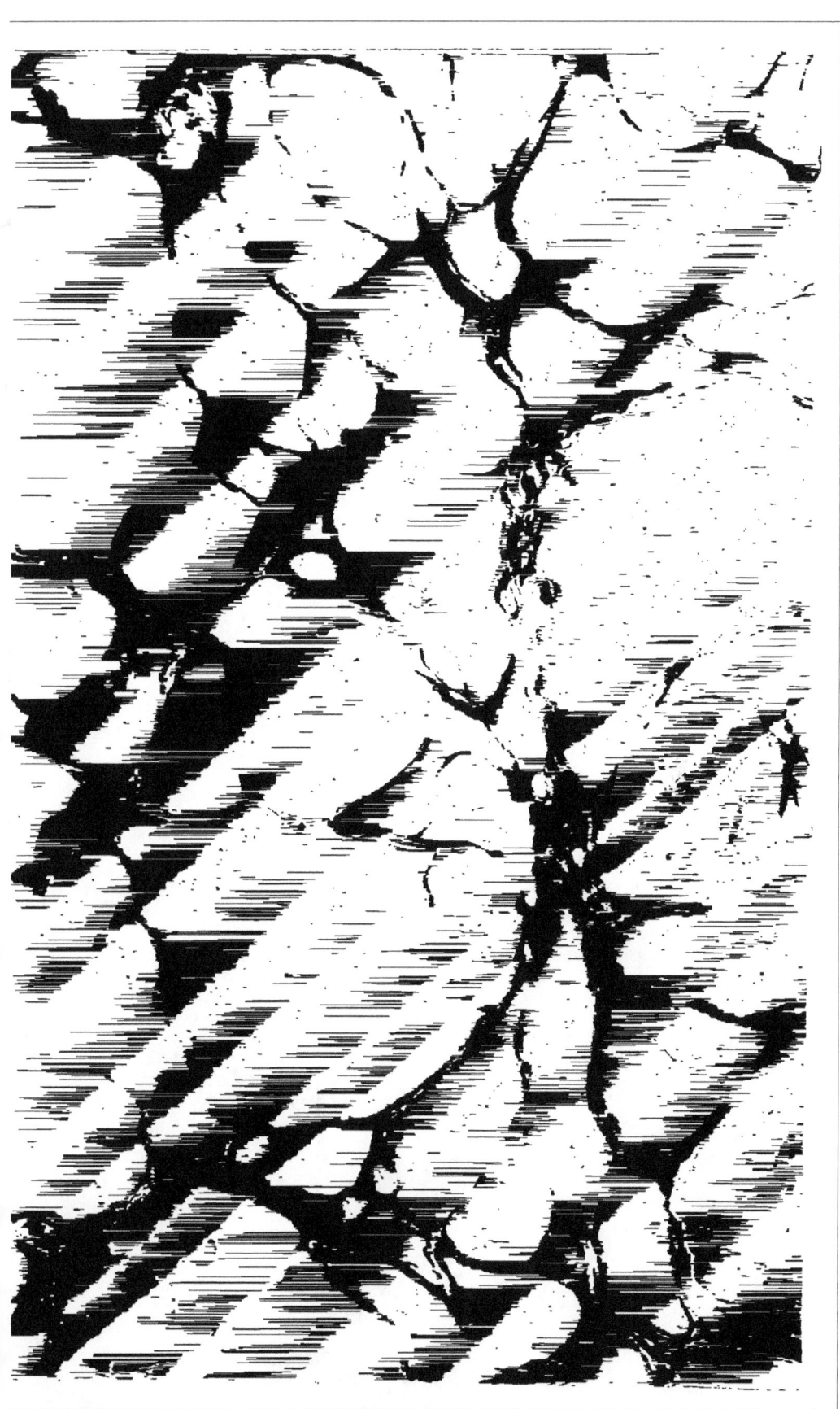

L'ART DE DÉTERMINER
LE SEXE
A VOLONTÉ

———

PRINCIPES DES LOIS NATURELLES

Qui président à l'évolution vers un Garçon ou vers une Fille

PAR

ANNA D'ORANOVSKAÏA

———

« DE MINIMIS
NON CURAT PRÆTOR »

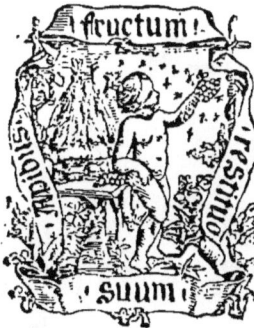

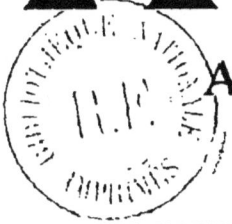

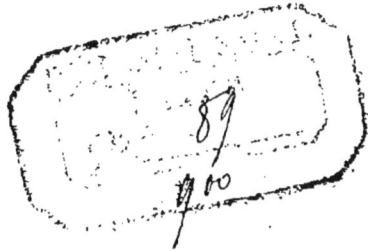

PARIS
É D'ÉDITIONS SCIENTIFIQUES
4, RUE ANTOINE-DUBOIS, 4

———

1900
Tous droits réservés

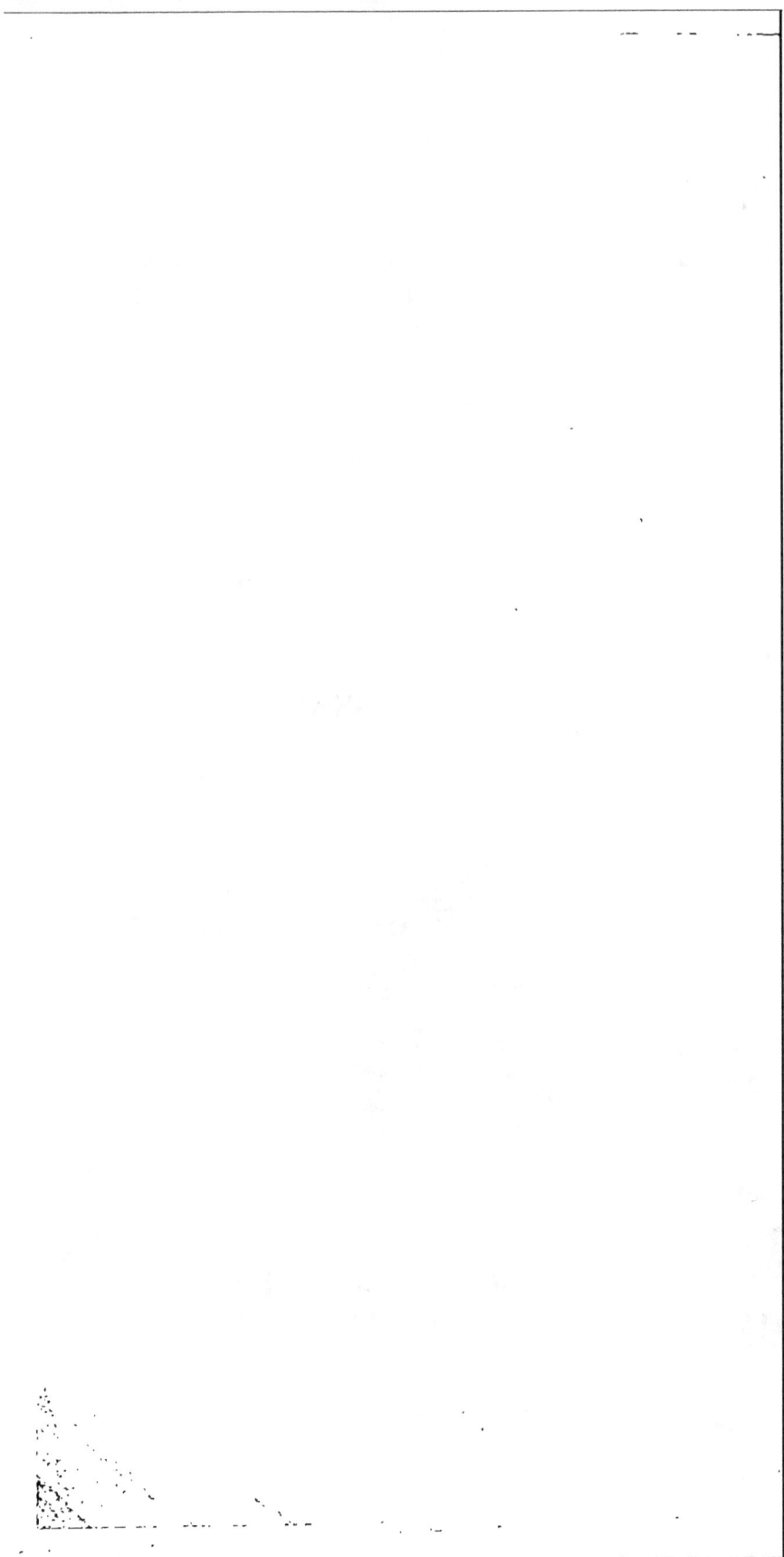

L'ART DE DÉTERMINER

LE SEXE A VOLONTÉ

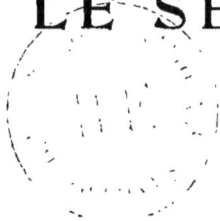

NOTE DE L'ÉDITEUR

Ab ovo *toute vie vient d'un œuf : nous avons donc jugé utile d'accepter la publication de l'opuscule de Madame* ANNA D'ORANOVSKAÏA, *puisqu'elle apporte sa pierre à l'édifice des causes premières.*

Le lecteur voudra bien excuser le style de l'auteur, née en Russie : donner aux phrases une tournure plus française offrait deux inconvénients, enlever aux idées leur allure primesautière d'abord, ensuite dénaturer la pensée de l'auteur que l'on comprendra mieux dans sa forme première, laissée à peu près intacte.

L'ART DE DÉTERMINER

LE SEXE

À VOLONTÉ

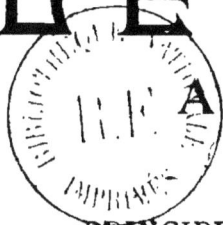

PRINCIPES DES LOIS NATURELLES

Qui président à l'évolution vers un Garçon ou vers une Fille

PAR

ANNA D'ORANOVSKAÏA

« DE MINIMIS
NON CURAT PRÆTOR »

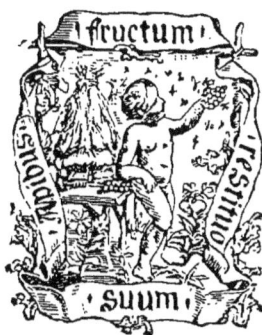

PARIS
SOCIÉTÉ D'ÉDITIONS SCIENTIFIQUES
4, RUE ANTOINE-DUBOIS, 4

1900
Tous droits réservés

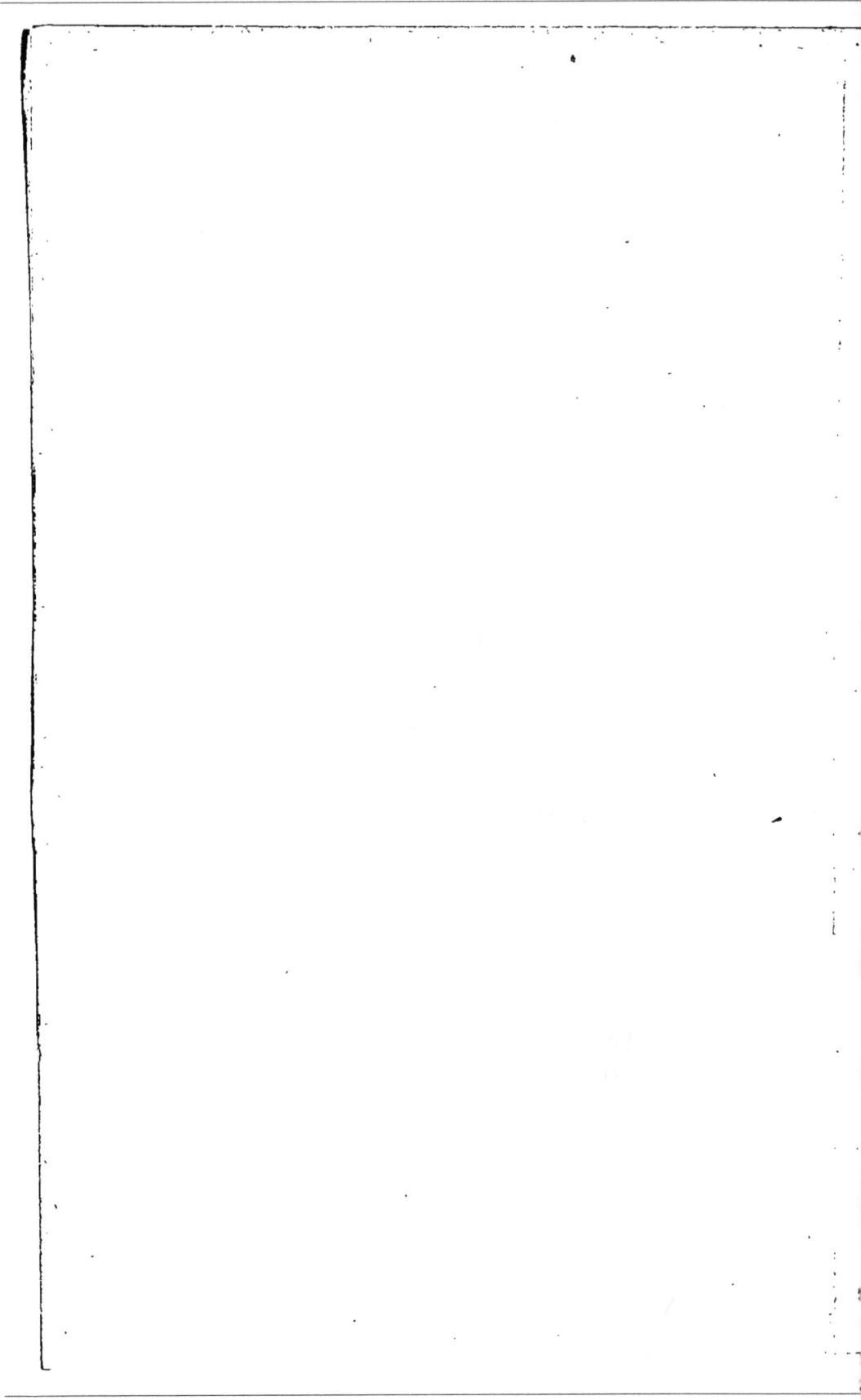

PRÉFACE

L'éducation de l'humanité est totalement négligée sur un sujet qui comprend le plus sérieux des devoirs d'un homme accompli.

Il est inutile de démontrer et d'enregistrer tous les revers qui en résultent pour les deux sexes. Chacun le sait par sa propre expérience. C'est pour vous, mes enfants chéris, que je me suis décidée à écrire ces pages, dans la conviction que je m'acquitte d'un devoir de mère.

La vie, par un extraordinaire concours de circonstances, par un hasard qui est le père de la plupart des découvertes, m'a fait don de la connaissance d'une de ces lois; je transmets mon douaire à vous, mes héritiers chéris; je vous lègue mon âme comme je vous ai donné ma chair.

Que ce récit, écrit avec toute mon âme, vous guide quand, peut-être, je ne serai plus là, pour conduire vos pas chancelants à travers les préjugés, les mensonges, la perversion et l'hypocrisie dont on aura soin d'entourer le premier éveil de vos sens.

Je dédie cet ouvrage à la mémoire de mon ami regretté.

Je le dédie aussi à « la vierge révoltée

de terreur et de répugnance devant le flot de sang qui la faisait femme. »

Je le dédie à « la fille misérable, malade et sans le sou, à qui l'idée de ne jamais avoir d'enfant fait de la peine. »

Je le dédie à ces couples égoïstes et poltrons, qui, dans leur avidité de plaisir, croient avoir le droit de traiter leur liaison en enfreignant les lois de la nature et de la vie.

Je le dédie à tous ces futurs pères et mères qui, suivant un préjugé, dont je ne puis m'expliquer ni l'origine ni la tenacité, maintiennent leurs enfants dans l'ignorance complète de leur droit, de leur devoir pour ce grand acte de la nature qui doit continuer leur individualité à travers toutes les générations futures.

AVANT-PROPOS

L'INSTINCT GÉNÉSIQUE

L'instinct génésique qui comprend le désir et le plaisir sexuels est un des moyens dont se sert la nature pour atteindre son but, la fécondation, c'est-à-dire la propagation de l'espèce.

Tout mâle de genre humain fait du désir sexuel le point central de son existence.

Le contentement de l'appétit charnel

le plus tôt possible est jugé comme indispensable pour la conservation de la santé
tant physique que morale. Ce préjugé
est soutenu par beaucoup d'autorités
médicales, bien que la question puisse
être discutée même en dehors du point
de vue physiologique.

La nécessité de contenter le désir n'est
pas l'unique but. Nous nous empres-
sons de faire entendre toutes les histoi-
res possibles à nos enfants, mais ils ne
connaissent que les préjugés de l'histoire
naturelle de leur famille.

Qui nous a dit à moi, à vous, à votre
père ou à votre fils, à votre femme ou à
votre fille quel est notre devoir envers
notre corps, en vers nos descendants? On
nous laisse croire à l'histoire des choux

et tous nous donnons dans le travers.

Un autre préjugé universel est que la femme est « la chair à plaisir du maître qui passe. »

Les Séguins continuent « avec leur flegme ironique, à convaincre de bonne heure cette petite femme de la toute puissance masculine » (Fécondité page 418).

La nature, au contraire de l'homme, réserve une position plus éminente à la mère de tous les vivants. Dans le règne animal, le mâle joue un rôle de beaucoup plus inférieur à celui de la femelle, l'homme renverse donc à tort les rôles.

Je crois qu'aucun naturaliste ne saura démentir mon affirmation.

Contenter le désir pour la joie seule

de l'acte, voilà qui domine toute la question sexuelle chez l'homme.

On oublie presque que la nécessité de contenter le désir est uniquement un moyen dont se sert la nature pour atteindre son but : la propagation de l'espèce.

Mais si nous nous occupons peu de cette loi universelle de la nature, la cause dont dépend le sexe du fœtus, de nos rejetons, a toujours intéressé l'humanité.

Néanmoins, jusqu'à présent, le problème est demeuré intact, bien que nombre de philosophes, de docteurs en médecine et d'hommes de toute éducation aient tenté de le résoudre.

Pas une hypothèse, pas une expérience n'a abouti à un résultat satisfaisant.

Ce qui est étonnant dans tous ces

efforts infructueux pour éclaircir cette question si féminine, c'est l'absence de tentatives de la part des femmes, quoique il y ait toutes sortes de doctoresses qui sont en même temps des femmes mariées et des mères.

Eh bien, il est évident que la chose est plus accessible à l'observation de la femme qu'à celle de l'homme, et que naturellement une femme assez intelligente pour réfléchir et assez ferme pour ne pas se soumettre passivement aux appétits de son conjoint pouvait toujours avoir la chance de réussir à pénétrer le secret.

Le destin a voulu que je fusse amenée contre mon gré, à révéler le mystère si longtemps ignoré, ou peut-être seulement oublié au cours des siècles.

L'Art de déterminer
le Sexe à volonté

CHAPITRE PREMIER

DE L'APTITUDE GÉNÉRATRICE

Pour chaque naturaliste, l'aptitude sexuelle implique l'existence pour la femme :

I. Du désir sexuel.

II. De la possibilité de recevoir le penis dans le vagin.

III. De la possibilité de l'orgasme sexuel.

IV. De la faculté d'éprouver du plaisir pendant le coït.

Pour l'homme :

I. Du désir sexuel.

II. De la possibilité d'érection et d'intromission.

III. De la possibilité d'éjaculer le liquide séminal dans le vagin.

IV. De la faculté d'éprouver du plaisir pendant l'acte copulateur et au moment de l'éjaculation.

Le Dr W.-A. Hammond, commence ainsi le premier chapitre de son ouvrage : « *L'impuissance sexuelle chez l'homme et la femme.* »

« Sans désir vénérien, l'acte sexuel ne serait » probablement jamais exécuté. »

Ambroise Paré, avec sa naïveté ordinaire de langage, dit : « l'usage des parties génératives » est accompagné d'un très grand plaisir, et aux » animaux qui sont en fleur de leur âge, certaines » rages et cupidités furieuses procèdent dudit » usage, ce que nature a ordonné afin que l'es- » pèce demeure à jamais incorruptible et éter- » nelle, par la multiplication de ses individus, et » partout la nature a voulu que les animaux fus- » sent aiguillonnés d'une ardeur et envie extrême » de se coupler ensemble, et qu'à ce désir fût » conjointe une grande et chatouilleuse volupté,

» afin, d'autant qu'ils n'ont point de raison, qu'ils
» fussent néanmoins, par l'aiguillon du plaisir,
» incités à se mettre en devoir pour conserver et
» maintenir leur espèce et genre. Mais l'homme
» qui est doué de raison, étant une créature
» divine et noble, ne consentirait jamais à s'as-
» sujettir à chose aussi immonde et abjecte que
» l'est la copulation charnelle, si les titilations
» voluptueuses venant de ses parties, ne relà-
» chaient la sévérité de son esprit et si sa raison
» ne lui disait que son nom ne devrait point périr
» avec lui, mais devrait être conservé à travers
» toutes les générations, autant que possible, par
» la propagation de son espèce ».

— A mon avis, cette affirmation, en son entier,
n'est pas strictement exacte.

Il ne faut pas confondre l'aptitude sexuelle à
éprouver le désir et le plaisir avec la fécondité et
l'impuissance avec la stérilité.

On peut être stérile sans être impuissant et
impuissant sans être stérile. Pour l'homme, il suf-

fit d'être apte à enfanter, le plaisir étant seulement un moyen mais non le but, on peut s'en passer.

Les fleurs ne sont probablement pas douées de la possibilité d'éprouver le plaisir sexuel — et cependant elles ne sont pas exclusivement parées de jolies robes pour ne réjouir que le seul œil du roi de la nature.

Les abeilles donnent la vie à des faux bourdons sans s'accoupler et, j'ose affirmer, sans ressentir un plaisir quelconque.

Je pourrais citer beaucoup d'autres exemples, mais je me borne à reproduire encore une fois le Dr W.-A. Hammond.

1. « Tout médecin sait que nombre de femmes traversent une longue vie conjugale *sans avoir jamais* ressenti, lors du coït, la moindre sensation de plaisir.»

2. « Mme C... avait été mariée deux ans quand elle vint me consulter. Durant cette période, *elle n'avait jamais éprouvé le moindre développement de l'appétit sexuel et jamais, au cours de sa vie, elle*

n'avait éprouvé le moindre désir. Au moment où je la vis, elle avait environ vingt-cinq ans, elle était bien formée et avait l'apparence de la santé.

« *En réponse à sa question,* je lui déclarai que je ne voyais aucun motif *pour qu'elle ne devint pas enceinte,* et, en fait, deux ou trois ans plus tard, *elle eut un enfant.* »

— Le Dr Hammond ne s'était pas préoccupé de savoir quel fut le sexe de l'enfant; je suis sûr que c'était une fille.

3. « M. W., âgé de trente-trois ans, homme vigoureux, bien bâti et d'apparence saine, me déclara n'avoir jamais éprouvé le moindre désir de l'acte sexuel, ni la moindre excitation vénérienne. Le sujet était apte à éprouver des érections par excitation psychique et tactile, mais il y éprouvait du dégoût et non du plaisir.

S'il eut pu vaincre cette idiosyncrasie, le patient *eût sans doute pu exécuter mécaniquement l'acte sexuel.* »

4. « Dans ce cas, il s'agissait d'un homme

d'une trentaine d'années environ, un orfèvre d'excellente santé.... A l'âge de vingt-cinq ans, il épousa une saine et vigoureuse femme de cinq ans plus jeune que lui et *qu'il aimait fort*. La nuit de son mariage, il pratiqua l'acte conjugal et eut une éjaculation avec les mouvements convulsifs ordinaires, *mais sans la moindre sensation de plaisir*.

» Le matin, éprouvant de vifs désirs, il recommença mais sans plaisir.

» Il éprouvait, déclara-t-il, à ces deux reprises, un certain degré de satisfaction mentale qui équivalait presque à une jouissance véritable, mais sans la moindre sensation dans le gland ou dans toute autre partie du corps.

» Avant son mariage, il n'avait jamais pratiqué le coït, bien qu'il eût souvent de vifs désirs et érections.

» Un sens moral très élevé l'empêchait de s'adonner au libertinage. Une fois tous les deux jours il avait une perte nocturne, et bien qu'il se réveillât toujours à ce moment, *jamais il n'a eu conscience d'une sensation agréable quelconque accompagnant l'orgasme.*

» Il avait souvent entendu parler de l'acte sexuel comme donnant un très vif plaisir, et il dût croire qu'à cet égard, son mariage avait été une déception. Du côté de sa femme tout allait bien, et elle était alors dans une phase *avancée de la grossesse,* et il n'y avait pas à douter de la puissance sexuelle du mari... Plusieurs années se sont maintenant écoulées, mais il m'apprend que pas une fois il n'a éprouvé dans l'acte sexuel une jouissance autre que le sentiment de bien-être dont il m'avait parlé. »

— Comme le devoir et la science de produire les enfants ne nous sont pas enseignés, nous avons une idée tout à fait fausse de cette merveilleuse faculté, qui nous rend immortels.

Le « tout le monde » est convaincu : que chaque homme apte à ressentir le désir et le plaisir sexuel, et que chaque femme « qui est d'un usage possible » (*Fécondité*, p. 140), sont propres à consommer l'acte conjugal.

Mais, qu'est ce que l'acte conjugal ?

Est-ce la nécessité vitale de contenter le désir ?

Non, cette nécessité n'est que l'instinct naturel « qui nous incite à se mettre en devoir, pour conserver et maintenir notre espèce et genre ! »

Bah, on a ces bijoux-là au marché pour pas cher. »

— Et voilà la puissance divine de conserver son nom à travers toutes les générations, réduite au métier d'entretenue, pour la joie seule de l'acte, voilà la mère cédant sa place à l'amante ou à l'épouse — la chair à plaisir d'un maître qui passe.

Quant à moi, je crois — que pour l'homme, c'est-à-dire pour une créature douée de raison, une chose est indispensable pour qu'il puisse, s'il le désire, s'acquitter de son devoir envers la nature, *c'est la possibilité de procréer.*

CHAPITRE II

DE L'IMPUISSANCE SEXUELLE

L'impossibilité ou la difficulté dans l'accomplissement de l'acte copulateur implique l'existence de quelque malformation, maladie ou anomalie des organes génitaux.

Mais, il y a des gens chez qui la jouissance normale est naturellement faible, ou chez qui elle est affaiblie par l'éducation ou par des motifs extérieurs d'origine morale ou physique.

Quel est le stimulent principal dans l'accomplissement de l'acte copulateur ?

Pour l'homme, c'est l'impérieux et vital besoin de contenter le désir, la conviction qu'on ne peut vivre sans nourrir le corps, qu'on ne peut vivre sans que la chair ait sa flambée de joie et que la femme est l'instrument indispensable pour assouvir cette nécessité vitale.

Pour la femme, c'est l'obligation où elle est de se vendre plus ou moins avantageusement. Voilà le *modus vivendi* de nos jours, mais il est modifié chez la femme par la divine soif de la maternité, chez l'homme et chez tous les deux, par l'amour, qui n'est pas de même origine que la passion.

Il n'est pas étonnant qu'il en soit ainsi, mais il est intéressant de savoir pourquoi. J'ai connu un homme monstre, un quasimodo, le mari d'une femme ravissante qui, surpris qu'on lui fît des reproches de se rencontrer en partie de débauche, répliqua par cette réponse : Eh bien, suis-je un homme ?

Je connais une chaste petite paysanne qui, à ma

question : Pourquoi avait-elle consenti à ce qu'on la maria, me répondit : mais c'est l'usage, j'étais orpheline et il n'y avait pas d'autre issue pour moi.

Après le mariage, elle s'était persuadée que la chose était répugnante pour elle, mais elle a continué à se soumettre, parce que c'était l'usage. Elle n'a que des filles.

Comme conséquence de cette manière d'envisager la question, on s'occupe beaucoup de l'impuissance chez l'homme considéré en tant que mâle, parce qu'il s'en plaint. Il tient à ne pas être privé de sa jouissance qu'il identifie avec la puissance, avec la santé physique et morale.

Quant à la femme, elle est sujette à cette maladie aussi bien que l'homme, et elle doit en souffrir d'autant plus que son éducation, les restrictions qui lui sont prescrites par les coutumes sociales, les circonstances morales, la loi conjugale lui imposent des barrières qu'elle ne peut ou ne veut pas franchir.

Le Dr W.-A. Hammond, dans son ouvrage:

« *L'impuissance sexuelle chez l'homme et chez la femme* », commence ainsi la section II consacrée au traitement de cet état chez la femme.

« Il a été affirmé par ceux qui ont considéré la question d'une manière superficielle, que l'impuissance ne peut exister chez la femme qu'en raison d'obstacles purement mécaniques. »

— Ceux-là trouvaient probablement qu'il n'est pas essentiel de savoir l'avis des femmes sur cette question.

Le Dr Hammond est, avec raison, persuadé qu'il y a d'autres causes d'impuissance chez la femme que les causes physiques, mais quelles que soient les causes de son impuissance, la femme ne s'en plaint que rarement, elle a ses raisons, et puis elle est habituée à se soumettre et à se taire, étant réduite à jouer un rôle passif dans l'acte copulateur, l'usage et la loi lui prescrivant l'obéissance absolue à la volonté de son maître.

Voici pourquoi les spécialistes, concentrant toute leur attention sur les variations de cet état chez l'homme, ne s'occupent presque pas de cette soi-disant maladie chez la femme.

Le Dr W.-A. Hammond abordant ce sujet, admet néanmoins l'affirmation générale que la maladie d'impuissance a des conséquences plus étendues pour l'homme que pour la femme. Et c'est seulement dans la seconde édition de son ouvrage, où il sacrifie 257 pages à l'homme, qu'il ajoute une section de 28 pages réservée au traitement de l'impuissance chez la femme.

La présomption que cet état de choses a des conséquences moins étendues pour la femme que pour l'homme, ne l'empêche pas de constater : que le nombre de personnes mâles, chez qui la jouissance normale est naturellement faible, est extrêmement petit, et qu'au contraire, il ne faut pas oublier que les femmes (en général) présentent des désirs sexuels moins intenses que ceux de l'homme.

Pour ce qui est de savoir quelle influence l'intensité du plaisir sexuel aurait pu exercer sur la progéniture, sur la formation du sexe du fœtus, aucun des philosophes ou des docteurs en médecine ne s'était jamais avisé de tenter d'en établir la connexité, si ce n'est que par des hypothèses vagues et contradictoires.

Quant à moi, je crois que ce n'est qu'à ce point de vue que le plaisir vénérien devrait occuper les esprits.

CHAPITRE III

DE L'INTENSITÉ DU PLAISIR SEXUEL

Il y a quelques centaines d'années, la question de savoir qui, de l'homme ou de la femme, éprouvait le plus vif plaisir dans l'acte copulateur, agita beaucoup les philosophes de la médecine.

Après que des arguments très compliqués eurent été échafaudés de part et d'autre, on s'était résigné à se contenter de tenir le problème pour insoluble, vu que l'on ne saurait être homme ou femme alternativement, pour pouvoir comparer !

3

La vérité est que les sensations voluptueuses du coït varient beaucoup selon les circonstances morales et physiques dans lesquelles se trouvent les copulants au moment même du coït.

Pour le problème dont je me suis imposé la solution, il n'est pas indispensable d'enregistrer tous les cas pathologiques qui résultent d'une excitation ou d'une impuissance plus ou moins extraordinaire.

Je ne veux parler que de l'intensité du plaisir sexuel chez les gens dont l'état de santé peut être considéré comme normal sous tous les rapports.

Cependant, chaque homme en pleine santé éprouvera le plaisir sexuel différemment selon les circonstances dans lesquelles il se trouvera en exécutant l'acte copulateur.

Dans tous les cas, la fatigue physique ou mentale est un antagoniste de la jouissance sexuelle.

Si le corps est fatigué par un travail trop dur, l'épuisement est inévitable, tout l'organisme est troublé et par conséquent l'appareil sexuel aussi.

Si l'esprit est absorbé d'une façon intense par des sujets autres que ceux qui devraient seul l'occuper à ce moment, il est certain que la jouissance sera nulle, psychologique ou minima.

La peur, quelle qu'en soit la cause, toute émotion vive contribue à atténuer la vivacité naturelle du plaisir.

L'élément mental joue un rôle éminent dans l'acte sexuel, mais c'est là le point qui est presque totalement négligé, principalement à l'égard de la femme.

A ce point de vue, l'être humain a tout à fait perdu l'instinct naturel.

Le viol, inconnu chez les animaux, est pratiqué chez l'homme sous forme d'une loi à laquelle se soumettent les hommes, mais encore plus les femmes.

Sans parler de la prostitution, qui est la plus ignoble des violations exécutées par l'être doué de raison, le mariage, c'est-à-dire l'acte copulateur légalisé, est un contrat où l'appareillement (tant sous le rapport moral que physique) des contractants, joue un rôle secondaire.

Le résultat de cet état de choses est souvent l'adultère, que les philosophes modernes s'efforcent d'expliquer et même de légaliser mais seulement en ce qui concerne le mâle. (Voir Charpentier dans son *Evangile du bonheur* et Engels.)

Quand l'adultère « est consommé » par le mari en dehors du domicile conjugal, ce fait ne constitue aucun délit. Telle est la loi.

Quant à la femme, on coupe le nœud court avec *un tue-la*.

Eh messieurs les philosophes! mais que faites-vous donc de l'enfant, le but que la mère nature ne se lasse pas de poursuivre quand même?

Il est naturel qu'une femme unie à un homme, pour lequel elle a une répugnance morale ou physique demeure absolument insensible, alors que peut-être avec un autre homme les choses iraient tout autrement.

Il est naturel qu'un homme de tempérament

ardent puisse rester insensible à l'égard d'une femme âgée ou désagréable.

Il est incontestable que la vivacité du plaisir éprouvé différera suivant les circonstances morales ou physiques dans lesquelles se trouveront chacun des copulants au moment même du coït.

Mais quel est le rapport entre la jouissance et le fruit qui en est le résultat ?

Pour moi, ce qui est surtout à noter, c'est justement l'influence de l'intensité du plaisir ressenti par les copulants, sur le sexe du produit de la copulation.

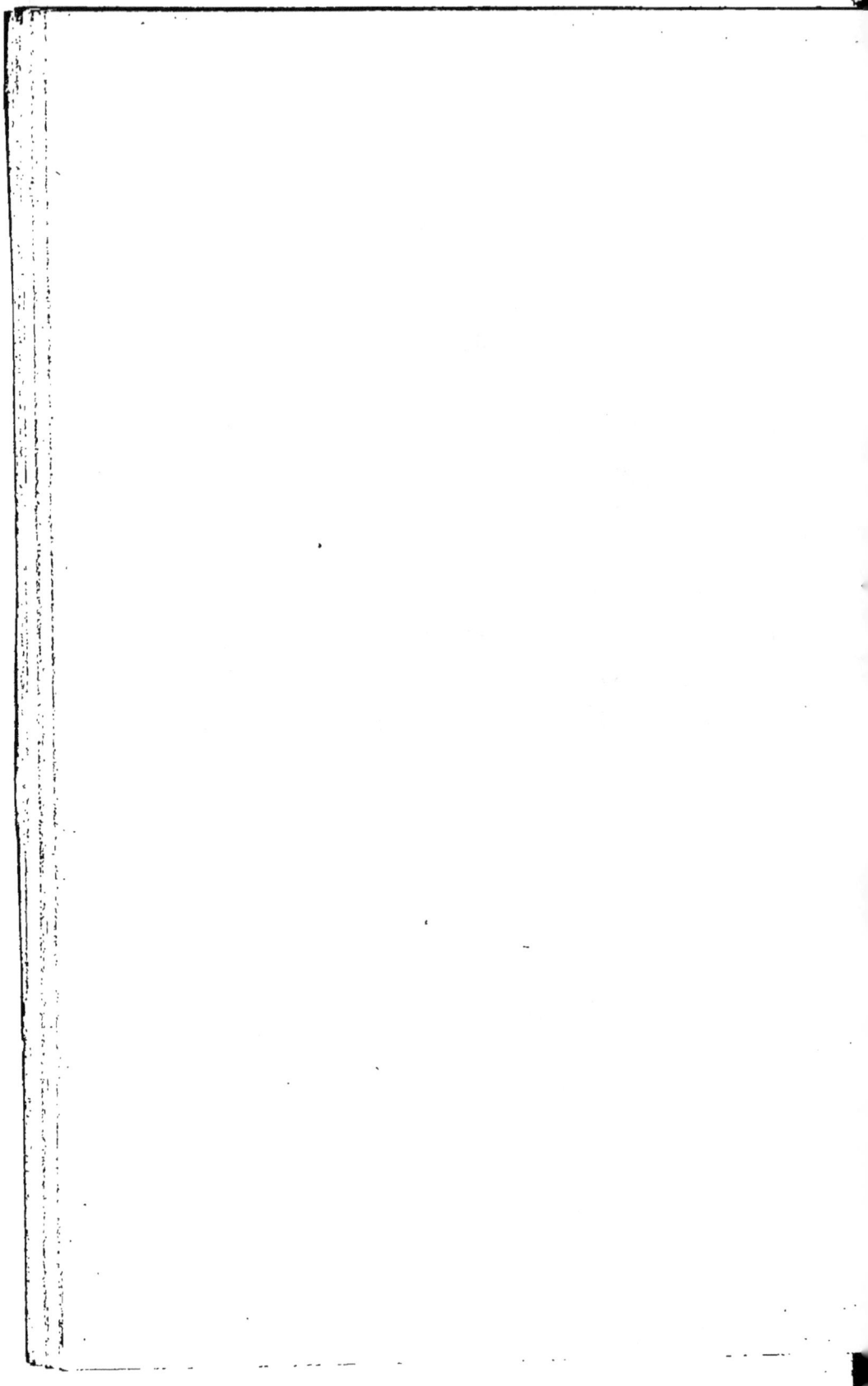

CHAPITRE IV

LA JOUISSANCE SEXUELLE ET LE SEXE DU FŒTUS

Conformément à la Bible, je crois que naturellement la femme est, au moins, aussi disposée que l'homme à éprouver le plaisir sexuel. Mais comme l'instinct de l'appareillement est tout à fait négligé par l'homme civilisé, et que, d'un autre côté, la vie sociale est telle qu'elle impose des barrières au développement de l'appétit sexuel chez la femme, il en résulte l'impétuosité chez l'homme et la réserve chez la femme.

L'éducation chez la femme civilisée, les restrictions qui lui sont imposées, la crainte du résultat inévitable de sa licence, dont toute la responsabilité lui incombera peut-être, sont de nature à s'opposer au développement de ses désirs sexuels et à l'habituer à les maîtriser.

Quoiqu'il soit certain que s'il n'y avait pas de sensation voluptueuse chez l'adulte, il s'abstiendrait dans une grande mesure de l'acte copulateur, je pense que l'avenir de la race humaine ne perdrait rien à ce qu'un pareil frein pût être opposé à ce développement chez l'homme, les sensations n'étant pas essentiellement indispensables pour enfanter.

Le degré de l'intensité de la jouissance sexuelle varie beaucoup selon les différentes circonstances, je l'ai déjà dit.

L'individu qui agit sous l'influence de l'amour, éprouve un plaisir beaucoup plus grand que lorsqu'il accomplit un devoir auquel il se sent astreint ou tout au moins peu disposé et auquel il se déroberait volontiers.

Dans le premier cas, l'acte copulateur subit une grande exaltation ; dans le second la volupté est réduite à son minimum ou même fait complètement défaut.

1° Y a-t-il une connexité entre la jouissance sexuelle et le sexe du fœtus, et s'il y en a, en quoi consiste-t-elle ?

2° Quelle est l'influence de l'intensité du plaisir éprouvé par les deux copulants sur le sexe du fœtus ?

Il y avait une fatale combinaison de circonstances, un extraordinaire concours de causes pour amener chez moi une parfaite impuissance à éprouver le désir sexuel au moment où le destin a voulu que je devienne mère.

En outre, et ce qui est remarquable, mon mari comme mâle m'était non seulement indifférent, mais de plus, j'avais instinctivement peur de lui, bien que dans tout le cours de ma vie, je n'aie jamais recontré homme plus digne de mon amour et de mon estime.

Donc j'étais un zéro absolu en ce qui concerne la possibilité d'éprouver la jouissance sexuelle.

Comme j'étais femme, c'est-à-dire la petite Marguerite, qui ne sait rien ni du mal ni du bien pour le plaisir de mon maître, je ne pouvais pas me rendre compte de l'état dans lequel se trouvait mon système nerveux et de plus j'étais dans une ignorance complète à l'égard de l'état physiologique ou peut-être pathologique de mon système reproducteur.

Dès le début de ma vie conjugale, j'ai dû me persuader que l'acte copulateur m'était douloureux. Je ne me refusais jamais, pour cette raison, aux désirs de mon mari, premièrement parce que je l'aimais et que je savais que la connaissance de mon état le plongerait dans un chagrin profond et ensuite parce que je voulais avoir des enfants.

Oui, Mesdames, j'avais la passion de créer des

hommes, comme un artiste sculpteur est passionné pour créer des statues.

Dans aucun de nos rapprochements je n'ai jamais éprouvé la moindre sensation de plaisir, au contraire, le coït m'était toujours plus ou moins douloureux.

Je ne pouvais nullement mettre en doute que mon mari éprouvât le plaisir vénérien, puisque, vu mon état psychique et physique, c'était toujours lui qui provoquait mon consentement et de plus, étant d'un caractère ouvert, il ne manquait jamais d'exprimer ses sentiments quels qu'ils fussent.

Mon premier enfant fut du sexe féminin.

Je n'avais pas la moindre idée des causes qui déterminent le sexe des enfants, néanmoins je me suis demandé pourquoi c'était une fille et non pas un garçon ?

Après la première, vint la seconde, après la seconde, vint la troisième fille.

Il n'est pas étonnant qu'avec la naissance de

ma troisième fille, j'acquis la conviction que mon
état actuel était pour quelque chose dans le sexe
de mes enfants, et la présomption que si mon
état ne subissait aucun changement je ne réussi-
rais jamais à produire un fils.

Après la naissance de ma troisième fille, bien
que je ne me rendisse pas compte dans *quelle mesure* les circonstances extérieures influaient sur
l'état présent de ma santé, et quoique les conditions
dans lesquelles je me trouvais ne m'aient pas permis de me dorloter, mon épuisement physique fut
cause que nous nous imposâmes, mon mari et
moi, un régime qui me permettrait d'éviter une
prompte grossesse.

Le régime consistait à s'abstenir du coït quelques jours avant et après les menstrues.

Le destin a voulu que, conformément à cette
résolution, m'étant refusée aux caresses conjugales pour ajourner les relations à un moment moins
dangereux, j'entendis de la bouche de mon mari,
pour la première fois depuis la consommation de

notre mariage, ces mots qui furent une révélation pour moi : « Tu m'as fait tellement attendre que je n'ai pas éprouvé de plaisir en t'embrassant. »

Mes calculs m'ayant fait défaut, je devins enceinte et dès le premier moment, j'acquis la conviction, que pour cette fois, c'était d'un fils.

En effet, neuf mois après j'accouchais d'un fils, un gros garçon de 12 livres. Par un singulier hasard ce simple événement, depuis si décisif, coïncida avec la publication du livre de M. Schenk.

Dès la naissance de mon Georgy, j'étais sûre que j'avais trouvé le mot de l'énigme.

Désormais, je pouvais affirmer que c'était moi qui avait donné à mon enfant non seulement la vie, mais aussi le sexe ; je pouvais affirmer non seulement que je savais de quoi dépend le sexe des enfants, mais que je savais que chaque femme capable d'enfanter, pouvait avoir des enfants d'un sexe voulu, si elle était capable de gouverner et de se gouverner.

Je pouvais avec raison affirmer que c'est à la

4

femme, créée pour être la mère de tous les vivants, que la nature donna le pouvoir d'atteindre au but ; le mâle n'étant qu'un instrument, une chose à manier.

Pour faire un homme, peu importe à la femme le bon plaisir de son soi-disant maître, pour faire une fille c'est un peu plus difficile, mais la fille n'est qu'un demi-homme, n'est-ce pas ? On prétendait même, il me semble, que les filles n'avaient pas d'âme en ce bon vieux temps où les garçons en avaient une sans conteste.

Qu'importe pour les filles, elles naissent de la nécessité vitale de contenter votre désir, messieurs. Qu'en dites-vous ?

Quant à moi, j'ose affirmer que pour donner la vie à un enfant, la jouissance sexuelle n'est pas essentiellement indispensable, mais qu'elle est nécessaire pour donner la vie à un enfant du sexe féminin.

CHAPITRE V

MON ARGUMENTATION ET MES ARGUMENTS

La certitude que ma délivrance était aussi la solution d'un problème vainement recherché par tant de philosophes et d'hommes de science, m'a excitée à essayer de prendre des observations sur moi-même, dans mon entourage, dans la vie et dans l'histoire des siècles passés, et à puiser dans les ouvrages qui traitaient du sujet, des arguments susceptibles de contribuer à confirmer ma thèse d'une manière positive.

I. Avant tout, je me suis dit que si je n'intervenais pas, notre enfant suivant ne manquerait pas d'être du sexe féminin, le cas étant exempt de toute possibilité de doute en ce qui concerne la causalité et la conséquence des effets, la netteté d'expérience et la précision d'observation.

En fait, c'est une fille qui fut mon cinquième et mon dernier enfant.

II. Ma mère. Elle n'aimait pas son mari. Elle m'a raconté qu'au moment du premier coït, (*elle en est devenue enceinte*), elle avait ressenti une répugnance inexprimable pour l'acte.

Elle a eu *deux filles* en tout.

III. Ma sœur eut *trois filles de suite.*

Elle ne voulait pas d'enfants et je crois que c'était la peur de devenir enceinte, qui, chez elle, paralysait le plaisir.

Le quatrième enfant *fut un garçon.*

Je lui ai demandé ce qu'elle en pensait ?

Voici sa réponse : Je ne sais pas, mais quant aux circonstances dans lesquelles j'ai conçu mon fils, il me souvient que nous étions un peu gris tous les deux à ce moment-là ; c'était après une réunion du cercle, où nous avions pris du champagne.

(*Excitation extraordinaire* qui lui a fait oublier son émotion ordinaire).

Cas analogue cité par Martin Saint-Ange et Grimaud, à propos d'impuissance chez l'homme. Naturellement, sans en tirer d'autre conclusion que ce moyen, l'*ébriété*, lui permit de réaliser l'acte copulateur, sans s'inquiéter du résultat.

Le cinquième et dernier enfant fut de *nouveau une fille*.

IV. Ma cousine. Elle se plaignait de la singulière infirmité de son mari. Lorsqu'elle ne consentait pas immédiatement aux désirs de son mari, celui-ci déclarait qu'il ne voulait plus à son tour, parce qu'il n'y ressentirait aucun plaisir. Sa femme, d'un tempéramment ardent, était fort contrariée par cet état de corps et d'âme.

Elle a eu sept fils et des avortons dont deux jumeaux mâles, pas une seule fille.

V. Ma tante. Un mariage d'amour.

Quand je lui ai dit que je savais pourquoi tous ses enfants étaient des fils excepté la cadette, elle m'exprima sa méfiance par des phrases qui, sans qu'elle s'en doutât, confirmèrent mon hypothèse :

« On a dit que pour engendrer des fils, il fallait que les parents soient sains et robustes ; au moment de notre mariage, mon mari était épuisé et malade (il était âgé de 38 ans, et sa femme de 16 ans) et quand nous avons fait notre fille, mon mari se portait à merveille et c'est moi qui étais malade.

Quatre fils de suite, un avorton du *sexe masculin suivi d'une fille*, puis plus d'enfants.

VI. Un mariage d'amour, un couple admirablement assorti, lui ayant 19 ans, sa femme 17 ans, aisés, jouissant d'une santé parfaite.

Je les ai connus quand leurs enfants étaient déjà tous adultes.

Leur progéniture : onze fils et une fille seulement.

VII. On sait que chez les Juifs, des lois spéciales réglementent les rapports conjugaux, et qu'en outre chaque femme juive doit consommer le mariage. La statistique nous prouve que les Juifs engendrent plus de fils qu'aucune autre nation.

Pour moi, il y a à cela deux causes : leurs droits conjugaux et la circoncision.

Mais voilà que j'apprends qu'il se trouve une femme juive qui a 9 filles sans avoir jamais eu de fils. Je l'interroge, qu'en pense-t-elle ? Elle n'y comprenait rien, mais en ce qui concerne le coït, il lui était répugnant.

Un songe l'ayant avertie qu'il fallait aimer son

mari pour pouvoir faire des fils, elle mit tout en
œuvre pour s'y conformer — résultat : 9 filles.

Naturellement, aimer et éprouver le plaisir
sexuel, ce sont là deux choses bien différentes.

En général, j'ai complètement échoué auprès
de toutes les femmes que j'eus la curiosité de
questionner sur leur connaissance de l'origine du
sexe de leurs enfants.

J'ai interrogé des femmes qui avaient seulement des fils, des femmes qui avaient seulement
des filles, d'autres qui avaient plusieurs fils et une
fille, d'autres qui avaient plusieurs filles et un
fils seulement, d'autres qui avaient des filles et
des fils. Une juive par exemple qui, à Alger, avait
eu plusieurs enfants, tantôt fils, tantôt filles alternativement, eut à Paris quatre filles de suite ; le
dernier c'est de nouveau un garçon ; elle a 39 ans,
le dernier n'est âgé que d'un an. Elle n'a pu me donner aucun renseignement sur le sujet qui m'inté-
ressait ; elle n'y faisait pas attention.

Parmi les centaines de femmes que j'ai interrogées sur ce chapitre, il s'en trouva une seule, une paysanne illettrée, qui me répondit affirmative- ment :

« J'ai eu trois filles de suite, puis un garçon, à présent je suis de nouveau enceinte d'une fille.

— Comment concevez-vous celà ?

— Parce que pour un fils, c'est tout à fait autre chose, me répondit-elle.

Outre cette enquête, je me suis mise à chercher des preuves dans l'histoire du genre humain, dans la Bible, dans l'histoire universelle de la nature, dans les livres qui traitaient ce sujet.

J'y ai trouvé la loi de circoncision, les lois con- jugales, l'histoire de Jacob et de sa femme Léa, l'histoire des abeilles, et une quantité inépuisa- ble de faits qui me donnaient raison :

Voici ce que me dit la Bible :

CH. III. 16 (*Puisque tu as fait celà*). Il dit à la femme. J'augmenterai la souffrance de toutes tes grossesses, tu enfanteras avec douleur et tes désirs se porteront vers ton mari, mais il dominera sur toi.

20. Adam donna à sa femme le nom d'Ève (vie) : car elle a été la mère de tous les vivants.

Cʜ. IV. 2. Adam connut Ève sa femme ; elle conçut et enfanta Caïn et elle dit : « J'ai formé un homme avec l'aide de l'Eternel ».

Cʜ. XXIX. Ainsi Jacob servit sept années pour Rachel et elles furent à ses yeux comme quelques jours parce qu'il l'aimait.

31. L'Eternel vit que Léa n'était pas aimée.

32. Il la rendit féconde, tandis que Rachel était stérile. Léa devint enceinte et enfanta un fils, à qui elle donna le nom de Ruben (1) car elle dit :

33. « L'Eternel à vu mon humiliation et maintenant mon mari m'aimera. » Elle devint encore enceinte et elle enfanta encore un fils et elle

(1) *Voyez mon fils.*

dit : « L'Eternel a entendu que je n'étais pas aimée et il m'a aussi accordé celui-ci. »

Et elle lui donna le nom de Siméon.

34. Elle devint encore enceinte et enfanta un fils et elle dit : « Pour cette fois mon mari s'attachera à moi ; car je lui ai enfanté trois fils. » C'est pourquoi on lui donna le nom de Lévi.

35. Elle devint encore enceinte et enfanta un fils et elle dit : « Cette fois je louerai l'Eternel » C'est pourquoi elle lui donna le nom de Judas. Et elle cessa d'enfanter.

Ch. XXX. Lorsque Rachel vit qu'elle ne donnait point d'enfants à Jacob, elle porta envie à sa sœur et elle dit à Jacob :

2. « Donne-moi des enfants ou je meurs ! » La colère de Jacob s'enflamma contre Rachel, et il dit : « Suis-je à la place de Dieu qui t'empêche d'être féconde ? »

3. Elle dit : « Voici ma servante Bilha, va vers

elle, qu'elle enfante sur mes genoux et que par elle j'aie aussi des fils. »

5-6. Elle lui donna pour femme Bilha, sa servante et Jacob alla vers elle. Bilha devint enceinte et enfanta un fils à Jacob. Rachel dit : « Dieu m'a rendu justice, il a entendu ma voix et il m'a donné un fils. »

7. C'est pourquoi elle l'appela du nom de Dan. Bilha la servante de Rachel devint encore enceinte, et enfanta un second fils à Jacob.

8. Rachel dit : « J'ai lutté divinement contre ma sœur. et j'ai vaincu. » Et elle l'appela du nom de Nephtalie.

9. Léa voyant qu'elle avait cessé d'enfanter prit Zilpa sa servante.

10. Elle la donna pour femme à Jacob.

11. Zilpa, servante de Léa enfanta un fils à Jacob. Léa dit : « Quel bonheur ! » Et elle l'appela du nom de Gad.

12. Zilpa servante de Léa enfanta un second fils à Jacob.

13. Léa dit : « Que je suis heureuse » et elle l'appela du nom d'Asser.

14. Ruben sortit au temps de la moisson des blés et trouva des mandragores dans les champs. Il les apporta à Léa sa mère. Alors Rachel dit à Léa :

15. « Donne-moi, je te prie, les mandragores de ton fils. » Elle lui répondit : « Est-ce peu que tu aies pris mon mari pour que tu prennes aussi les mandragores de mon fils ». Et Rachel dit: « Eh bien il couchera avec toi cette nuit pour les mandragores de ton fils. »

16. Le soir, comme Jacob revenait des champs, Léa sortit à sa rencontre et dit : « C'est vers moi que tu viendras, car je t'ai acheté pour les mandragores de mon fils.

17. Il coucha avec elle cette nuit.

18. Dieu exauça Léa, qui devint enceinte et enfanta un cinquième fils à Jacob.

Léa dit : « Dieu m'a donné mon salaire, parce que j'ai donné ma servante à mon mari. »

19. Et elle l'appela du nom Isacar.

20. Léa devint encore enceinte et enfanta un sixième fils à Jacob. Léa dit : « Dieu m'a fait un beau don : cette fois, mon mari habitera avec moi car je lui ai enfanté six fils.

21. Et elle l'appela du nom de Zabulon.

22. Ensuite elle enfanta une fille, qu'elle appela du nom de Dina.

Puis j'ai trouvé Wallenstein avec ses douze fils, la reine Marie Leckczynska, le père qui instruisit l'Univers par télégramme de la naissance d'une fille, et tant d'autres cas qu'il n'est pas moyen de citer.

En ce qui concerne l'histoire des ouvrages traitant ce sujet, voici ce que m'ont dit les auteurs qui se sont occupés de résoudre le problème sans parvenir à trouver une solution concluante.

Plusieurs théories ont été formulées conformément aux observations et aux expérimentations tant sur les hommes que sur les animaux.

Toutes ces théories avaient un défaut, elles attribuaient les effets à des causes isolées, ce qui avait pour résultat que chacun des auteurs exagérait l'influence des siennes, en négligeant ou en ignorant toutes les autres.

Voici les théories les plus populaires :

I. On supposait que chacun des deux ovaires produisait des œufs d'un sexe différent.

Cette théorie est une absurdité.

II. La théorie la plus répandue est celle qui fait dépendre le sexe des enfants de l'époque des menstrues.

· On dit que la conception avant les menstrues donne la plupart du temps des enfants du sexe masculin, et que la conception après les menstrues donne des enfants du sexe féminin.

Cette théorie a quelque valeur chez les animaux ; en ce qui concerne les hommes, elle ne suffit pas, quoique elle ne soit pas absolument fausse.

III. On prétend que le sexe des enfants dépend de la vigueur physique des conjoints et en même temps on pense que si la vigueur du mâle prédomine, il engendrera des enfants du sexe opposé du sien ; c'est-à-dire des enfants du sexe féminin ; si la femme est plus robuste que l'homme, elle donnera la vie à des enfants d'un sexe opposé du sien, c'est-à-dire que les enfants seront du sexe masculin.

Cette théorie est la plus proche de la vérité.

Toutes ces théories ont été plus ou moins démenties l'une après l'autre, par différents auteurs qui tombaient à leur tour dans la même erreur.

Ma découverte, en dénouant le nœud gordien, explique en même temps toutes ces déductions. Aussi, je ne m'occuperai de tous ces ouvrages et de ces théories, que pour en tirer quelques arguments susceptibles de contribuer à prouver la solidité de la mienne :

I. En Egypte, une tribu à capturé quelques

centaines de femmes. Pendant le trajet 482 d'entre elles devinrent enceintes, elles mirent au monde 403 filles et 79 garçons.

Je pense qu'en s'appuyant sur ma théorie, chacun peut facilement expliquer le phénomène.

C'était le triomphe de la nécessité de contenter le désir, de la part du mâle s'entend, car la grande majorité des femmes étant violées, probablement maltraitées, outragées, naturellement abattues physiquement et moralement, étaient peu disposées à éprouver le désir ou le plaisir sexuels.

II. Un autre auteur raconte qu'un certain M. U. ayant eu avec sa femme plusieurs enfants du sexe féminin, prit ensuite une maîtresse, tout en continuant ses relations conjugales. La femme, depuis, accoucha de fils. Conformément à ma découverte, il devait en être ainsi. Il est évident que son affection pour sa femme légitime avait disparûe, il s'acquittait envers elle d'un devoir qui n'éveillait plus en lui ni désir, ni émotion ; il cherchait à satisfaire ces derniers sentiments avec une autre femme capable d'éveiller en lui l'un et l'autre.

Mais il serait curieux de savoir de quel sexe étaient les enfants de la maîtresse, ce fait (la naissance des fils) étant cité par l'auteur comme preuve de l'épuisement du mari, par conséquent il aurait fallu que la maîtresse eut aussi des garçons.

III. Le Dr Schenk raconte qu'il a entendu dire d'une femme, qu'elle a eu cinq fils de suite étant en pleine santé, mais qu'ensuite, étant devenue malade, atteinte de diabète sucré, elle eut deux filles.

Cette circonstance ayant attiré l'attention du professeur, il s'est égaré sur le sucre, devenu depuis son dada et il a négligé les autres causes.

Trop de sucre, M. le Professeur !

Et pourtant rien n'est plus compréhensible, si on cherche l'explication dudit phénomène dans ma théorie.

IV. Voici un autre cas cité par le Dr Schenk comme un argument de la justesse de sa théorie, mais qui justifie encore mieux la mienne :

Il s'agit naturellement de la faculté de produire des fils.

Une dame craignait beaucoup d'avoir des filles. Pour éviter cette malchance, elle s'était soumise au traitement du Dr Schenk *et se sentant parfaitement bien* sous tous les rapports, elle accoucha d'un fils.

Un an et demi après la naissance de son premier-né, elle se soumit de nouveau au régime du Dr Schenk pendant plusieurs semaines avant la conception, et elle eut de nouveau un fils.

Cinq ans se sont écoulés (pendant cette période on trouvait toujours du sucre dans son urine), à la fin de la cinquième année, elle devint enceinte pour la troisième fois, elle accoucha d'un fils.

Le Dr Schenk dit que c'est parce qu'elle n'a pas cessé de suivre son régime et que de cette façon, elle contribua à l'évolution parfaite de l'œuf.

Puis elle a eu, toujours dans les mêmes conditions, deux avortons mâles (elle avorta par suite de différentes émotions) après quoi, exprès pour faire une expérimentation, elle ne suivit pas le régime et la naissance d'une chétive enfant du sexe féminin en fut le résultat.

L'enfant est morte peu de temps après sa naissance, et depuis la dame n'a plus eu d'enfants.

Voici comment j'explique le phénomène.

Dès le commencement de sa vie conjugale, la femme subit une influence mentale, elle était sûre du succès ; de plus on l'a dorlotée en entretenant bien, non seulement son état physique, mais encore en accumulant toutes les conditions favorables et ce qui est essentiel *avant la conception*. Voilà la clef de l'énigme.

Et puis ce n'est que le premier pas qui coûte.

La naissance de la fille était le résultat de la prostration tant physique que morale de la mère. En même temps elle a été privée de son point d'appui physique et mental, le traitement. Ma théorie est d'accord avec celle du Dr Schenk au point de vue du régime.

Si on soigne la femme d'après son régime, *mais sous condition* que ce régime soit appliqué *avant la conception* et que les circonstances morales soient aussi favorables, elle enfantera principalement ou peut-être exclusivement des fils. Si on soumet la femme à toutes ces conditions *après la conception* elles *ne serviront à rien*, puisque le sexe de l'enfant est déjà décidé.

Néanmoins, je connais une dame malade de la phtisie, qui eut cinq fils de suite, comment expliquer ce cas d'après la théorie du Dr Schenk ?

Je trouve que j'en ai dit assez pour en finir avec l'espèce humaine, et ce n'est que pour me nantir d'un document indiscutable que j'y joins comme argument le vénérable Professeur lui-même, qui ne m'en voudra pas, j'espère, de le citer puisqu'il possède comme argument ses six fils !

» L'on sait bien que quand l'esprit pense fortement à des objets d'un caractère étranger à la passion naturelle, les désirs vénériens n'existent point. Chacun de nous en a plus ou moins fait l'expérience personnelle.

Il est certaines causes mentales d'impuissances qui ont une influence très considérable tant qu'elles subsistent (D^r. W. A. Hamond) ».

Sapienti sat.

Ma découverte explique aussi les échecs que subirent toutes les expérimentations sur les animaux.

D'abord, on s'occupait plus du mâle que de la femelle, puis on ne prenait pas en considération la psychologie des animaux.

Néanmoins, ma découverte est confirmée incidemment par la théorie du professeur Thury, qui affirme que le sexe du fœtus dépend des degrés de la maturité de l'œuf et que par conséquent, au commencement de la période de rut (l'œuf n'étant pas au comble de la maturité) il doit être conçu plus d'individus du sexe féminin, à la fin de la période de rut, il doit au contraire y avoir plus de conception d'individus du sexe masculin : (et les jumeaux ?)

Thury, en s'appuyant sur ses expériences et sur ses observations, prétend que le sexe dépend du degré de maturité de l'œuf.

D'après ces observations, les accouplements au commencement du rut, donnent des naissances où prédomine le sexe féminin (plus faible), conclusion : la cause c'est l'incomplète maturité de l'œuf. A la fin du rut le nombre de naissances des individus mâles (plus forts) est plus grand, parce que, dit le professeur, l'œuf est complètement mûr.

Peut-être que le degré de maturité de l'œuf a une certaine influence sur la race des premiers nés, mais en ce qui concerne son influence sur la formation du sexe, je pense qu'elle est nulle.

Une certaine importance doit être attachée au moment de l'accouplement, sous le rapport du degré de *l'excitation individuelle* et, par conséquent, de *l'intensité du plaisir éprouvé* par la femelle ou par le mâle.

Si on attribue l'effet à cette cause, c'est-à-dire en prenant pour base ma théorie, le phénomène s'explique facilement.

Thury a commis l'erreur générale de vouloir appliquer une cause isolée à tous les cas semblables, en exagérant les influences physiologiques aux dépens des causes psychologiques. Cette erreur s'approfondit encore par la présomption qu'on peut avoir de l'action sur le sexe du fœtus après la conception.

Cette présomption se base sur le fait reconnu qu'on ne peut pas définir le sexe du fœtus dès les premiers moments de la grossesse. Mais ce fait, qu'on ne peut pas définir le sexe, ne prouve pas encore que celui-ci n'est pas déjà fixé dès le premier moment de la conception.

Thury a consciencieusement observé les effets, mais il les attribue à d'autres causes que moi; voilà le secret de son échec.

Le gouvernement français a fourni à Thury des moyens pour expérimenter en grand, mais comme les premiers résultats ont échoué, il s'en est désintéressé.

Albini a observé les poules, et étant parvenu à constater les mêmes faits, il les a attribués aux mêmes causes que Thury. Ils se trompent tous les deux, ainsi que le prouve la statistique de Schrœder, qui, ayant appliqué la théorie de Thury aux hommes, échoua complètement.

C'est tout à fait naturel, puisqu'il ne prenait pas en considération les circonstances morales et l'élément mental, qui jouent un rôle éminent dans l'acte sexuel, chez les hommes.

Schrœder a pu constater que le degré de la maturité de l'œuf ne peut pas être la cause principale dont dépend le sexe des enfants.

Il pria quelques dizaines de femmes de noter le moment de la conception ; sur 55 observations prises, il y a eu 26 conceptions dénotées après les menstrues, dont le résultat fût la naissance de 26 garçons et 29 conceptions avant les menstrues dont le résultat fut 29 filles.

6

Quant à moi. j'ai conçu tous mes enfants, filles et fils avant les menstrues, excepté pour mon dernier.

En ce qui concerne les hommes, Thury, en s'appuyant sur sa théorie, constate et affirme que la plupart des premiers-nés doivent être du sexe féminin.

Quant aux faits, ils sont indiscutables, mais voici comment j'explique le phénomène.

Pour les animaux :

L'intensité du rut n'est pas très grande au début chez la femelle, par conséquent le plaisir éprouvé est moindre chez elle que chez le mâle qui est dans toute sa vigueur.

Plus tard, cette inégalité disparaît et même la femelle peut devenir plus excitée que le mâle.

En ce qui concerne les hommes, c'est aussi une erreur de penser que « la vierge révoltée de terreur et de répugnance devant le flot de sang qui la faisait femme » est une exception.

Je sais qu'au contraire, chaque vierge subit le

même sentiment de répugnance et à de rares exception prés, le sentiment de dégoût des sensations charnelles.

Je ne m'arrête pas d'expliquer le fait, car je crois qu'on ne me démentira pas.

Mais ce dégoût primitif doit être la cause principale du sexe des premiers-nés.

Quant aux hommes (mâles) je ne saurais dire rien, d'autant plus qu'on n'enregistre pas leurs premiers-nés.

Un premier-né dans le mariage n'est pas absolument le premier-né pour le père.

Le Dr W. A. Hammond dit :

» C'est un fait général que les femmes sont plus lentes que les hommes à atteindre le summum du paroxysme vénérien.

Il arrive souvent qu'avec la répétition de l'acte sexuel, cette inégalité disparaît en grande partie ; mais ceci ne se produit pas toujours, tant s'en faut, et beaucoup de femmes à désirs vifs et qui aiment leur mari, traversent la vie sans avoir guère l'idée de ce qu'est l'acte sexuel. »

De ma part, il faut que j'ajoute : et sans pouvoir donner la vie à un enfant du sexe masculin, si ce n'est que dans un cas exceptionnel et sans connaître la cause de votre malchance, pauvres Valeries pauvres Valentines !

J'ose prétendre que ma découverte explique d'où vient la différence de sexe (1) *chez les jumeaux et chez les petits d'une seule portée chez les animaux polygènes.*

Question soigneusement évitée par tous ceux qui ont tenté de donner le mot de l'énigme.

Le Dr Schenk qui est sûr d'avoir réussi à le découvrir « *wo der hund begraben ist* » ne nous dit rien là-dessus ; de plus, il ne nous instruit pas sur ce qu'il faut faire pour engendrer une fille.

---

(1) En Russie, dans beaucoup de gouvernements, le peuple envisage la naissance des jumeaux comme un fait scandaleux pour la femme. On croit aussi que la tendance à produire des jumeaux est héréditaire tant pour les fils que pour les filles.

Je suis portée à affirmer que, *après la féconda-*
tion, l'œuf change de forme suivant le sexe du fœtus;
secret ignoré par les apiculteurs, mais assurément
connu de l'abeille, c'est ce qui lui permet de dépo-
ser les œufs de chaque sexe dans les cellules
appropriées

Je ne peux rien dire des animaux sur ce point :
quant aux hommes, je me suis rarement trompée
en désignant le sexe du fœtus, d'après la forme
de l'abdomen d'une femme enceinte.

De plus, je me rappelle aussi que ma grand'-
mère étiquetait les œufs pointus (mâles) par une
petite croix et les œufs d'une forme plus ovale
(femelles) d'un petit cercle, pour ne pas les confondre.

Les abeilles présentent cette particularité que
sans le secours du mâle, elles pondent des œufs
qui *donneront exclusivement naissance à des mâles.*

C'est ce qui arrive pour certaines ouvrières,
qui par exception, pondent quelques œufs. *Ce*
sont toujours des œufs mâles. Seulement après la

6.

promenade nuptiale, la reine pond des œufs capables de donner des femelles. En un mot, selon ma théorie, elle donne la vie à des faux-bourdons sans éprouver la sensation du coït ou, à proprement parler, *sans que le mâle détermine le sexe féminin pendant la copulation,* par l'influence de son plaisir sexuel. *C'est après la copulation que la reine pond des œufs femelles.*

L'abbé Dzierzon a formé une théorie aux termes de laquelle l'abeille posséderait le double privilège de connaître le sexe de l'œuf et de pouvoir déterminer ce sexe à volonté.

J'ai expliqué le premier phénomène; quant au second il n'est pas impossible à expliquer, si l'abeille peut, *proprio motu,* supprimer le liquide séminal.

Pour moi, un seul phénomène est remarquable, c'est celui que l'abeille *n'a pas besoin de s'accoupler pour enfanter, elle n'a besoin du secours du mâle que pour donner la vie à la progéniture féminine,* autrement dit *l'intervention du mâle est es-*

sentiellement *nécessaire pour déterminer le sexe féminin du produit.*

Dans le chapitre suivant, je tâcherai de formuler ma théorie.

CHAPITRE VI

PRINCIPES DE LA LOI NATURELLE

Les spermatozoïdes n'ayant pas de sexe, il nous faut prendre pour axiome, que le germe du sexe du fœtus subsiste dans l'œuf même, *avant qu'il soit fécondé* (exemple les abeilles).

J'affirme que chez les hommes :

Le sexe se détermine au moment même de la fécondation, conformément aux conditions dans lesquelles se trouvent les copulants ; par conséquent, *de chaque œuf capable de devenir un individu, peut naître un individu du sexe tantôt masculin, tantôt féminin, suivant les conditions et les circonstances favorisant l'évolution de l'un ou de l'autre sexe* (1).

Quelles sont ces circonstances et ces conditions pour l'espèce humaine?

D'après mon expérience et mes observations, *le sexe du fœtus dépend de la différence du degré de l'intensité du plaisir sexuel éprouvé par les deux copulants au moment même du coït, ou du manque absolu de la sensation sexuelle, soit chez un des copulants, soit chez tous les deux.*

I. *Si, au moment du coït, la sensation sexuelle manque complètement aux copulants, le sexe du fœtus sera masculin* (mon cas à moi avec la conception de mon fils).

II. *Si, au moment du coït, la sensation sexuelle*

---

(1) En ce qui concerne les jumeaux, je connais un fait vraiment extraordinaire que je ne cite pas parce qu'il ne contribue en rien à l'élucidation de ma thèse.

manque complètement à l'homme, le sexe du fœtus sera masculin (le cas de ma cousine qui n'eut pas du tout de filles).

III. *Si, au moment du coït, la sensation sexuelle est plus intense chez la femme que chez l'homme, le sexe du fœtus sera masculin* (le cas de ma tante).

IV. *Si, au moment du coït, l'intensité de la sensation sexuelle est moindre chez l'homme que chez la femme, le sexe du fœtus sera masculin* (le cas de ma tante).

V. *Si, au moment du coït, la sensation sexuelle est d'une intensité égale chez les deux copulants, le sexe du fœtus sera probablement masculin* (les cas avec les onze fils et une fille chez mes amis).

Je dis probablement parce qu'il n'y a pas moyen de vérifier mon hypothèse.

VI. *Si, au moment du coït, la sensation sexuelle*

manque complètement à la femme, le sexe du fœtus sera féminin (le cas avec la naissance de mes quatre filles, avec ma mère, avec la mère des neuf filles).

VII. *Si, au moment du coit, la sensation sexuelle est moins intense chez la femme que chez l'homme, le sexe du fœtus sera féminin* (le cas avec la naissance de mes quatre nièces).

Voici les principes de la loi naturelle, le mystère dont l'homme tentait vainement de soulever le voile depuis tant de siècles.

CHAPITRE VII

MES CONCLUSIONS

Puisque tout être vivant peut venir témoigner pour moi, je ne crains pas les objections des spécialistes, répondre à celles des romanciers, voilà qui est plus dur.

Eh mon Dieu, que faire, puisque c'est la vérité vivante.

I. L'aptitude d'éprouver le désir et le plaisir sexuels n'est pas essentiellement nécessaire pour

procréer, mais elle est indispensable pour donner
la vie à un individu du sexe féminin. (Le cas
avec moi, les abeilles).

II. La détermination du sexe de par sa propre
volonté est prouvée possible. (Le cas de mon cinquième enfant).

III. Sur l'évolution du sexe du fœtus peuvent
influer plusieurs conditions comme l'appareillement, le tempérament, l'âge, l'alimentation des
conjoints (Giraud, Hofacker, Sadler).

Les circonstances morales, mentales, psychologiques et physiologiques ; les conditions économiques dans lesquelles se trouvent les individus
particuliers ou toute une nation ; les lois sur les
rapports sexuels (chez les Juifs, le nombre des
naissances mâles est plus grand que chez toute
autre nation) ; la position sociale et économique
de la femme (en général).

IV. Naturellement, il y a plus de chances pour que le nombre des naissances mâles l'emporte sur celui des enfants femelles, la statistique le prouve (voyez par exemple la statistique de la ville de Paris).

V. La plupart des premiers-nés doit être du sexe féminin. Il y a plusieurs causes qui déterminent le sexe féminin des premiers-nés : les mœurs, les coutumes, la position sociale et économique de la femme, son éducation, la manière d'envisager les rapports sexuels, bien différente chez les deux sexes, les particularités dans la construction des parties génitales chez les femmes.

Je ne sais pas quelle serait la proportion si on pouvait énumérer les premiers-nés des pères ; actuellement les premiers-nés pour les mères ne sont pas précisément tels pour la grande majorité des pères, c'est-à-dire il y a diversité de qualité.

VI. Chaque femme capable d'enfanter est capable d'avoir des enfants du sexe masculin et du sexe féminin et d'en déterminer le sexe *proprio molu.*

VII. Le sexe de l'enfant dépend beaucoup plus de la mère que du père, puisqu'elle peut plus facilement réaliser les conditions demandées. (Le cas avec ma cinquième fille.)

VIII. Les enfants du sexe masculin doivent leur vie à la mère, les enfants du sexe féminin au père, dans la grande majorité des conceptions.

IX. Il est possible d'influer sur la formation du sexe de l'enfant, de par sa volonté, avant la consommation de l'acte copulateur, et au moment même du coït, dès le moment de la conception, le sexe du fœtus est irrémédiablement décidé.

J'insiste sur ce point, contrairement à la théorie du Dr Schenk qui accepte la possibilité d'influer

sur le sexe du fœtus non seulement avant la fécondation, mais même et principalement pendant la
grossesse, ce qui est faux et ce qui fut cause de
l'échec du professeur.

Il étale son hypothèse sur ce fait qu'on ne peut
pas distinguer le sexe du fœtus dans la première
période de la grossesse, mais de ce qu'on ne peut
pas vérifier le sexe, on ne saurait conclure que
celui-ci n'existe pas.

X. Ma théorie explique le phénomène que les
juifs ont plus de fils en général et par comparai-
son avec toute autre nation.

Leurs droits conjugaux et la circoncision en
sont la cause.

« Je suis portée à croire que la circoncision (¹),
» quand elle est pratiquée durant l'enfance,
» diminue généralement les plaisirs sexuels et
» qu'il en va de même quand l'opération est

(1) Consulter : *Histoire de la Circoncision*, par le Docteur
J.-B. Joly, in-8°. Paris. *Société d'Éditions Scientifiques.*

7.

» pratiquée sur l'homme fait. A l'égard du pre-
» mier point, il est presque impossible, d'arriver
» à des conclusions positives, en l'absence d'une
» échelle fixe.....

» Ce qui nous a été dit par quelques personnes
» qui ont été circoncises peu après la puberté, et
» qui se sont ensuite adonnées à l'acte sexuel
» c'est que dans les cas où le sujet pouvait,
» avant l'opération, rétracter le prépuce durant
» le coït, l'opération avait diminué d'une façon
» marquée les sensations voluptueuses éprouvées
» par la suite. Par contre, dans les cas où il était
» impossible de rétracter le prépuce, l'opération
» a non seulement augmenté la puissance, elle
» l'a, dans quelques cas, créée là où elle n'exis-
» tait nullement.

» J'imagine que la nature a destiné le gland à
» être habituellement presque recouvert par le
» prépuce tant que le pénis n'est pas en érection
» et que ceci est nécessaire pour la sensibilité
» entière du gland, et que la circoncision, en

» permettant au gland d'être constamment en
» contact avec l'air et avec les vêtements, déter-
» mine un épaississement de sa délicate mem-
» brane d'enveloppe et en diminue la sensibi-
» lité. Elle agit, comme le fait l'exposition aux
» intempéries et le travail manuel, sur les mains
» qui, jusque-là, ont été gantées et n'ont point
» travaillé.

» La peau s'épaissit et devient rude, et la sen-
» sibilité tactile des doigts est considérablement
» diminuée. Les extrémités des doigts d'un
» homme qui n'a jamais pratiqué le travail ma-
» nuel distingueront les deux pointes de l'esthe-
» siomètre à moins d'un seizième de pouce de
» distance, tandis qu'un maçon ne le distinguera
» pas à une distance double...

» ... J'ai rencontré un cas d'anesthésie du gland
» qui résultait, en apparence, d'une immersion
» fréquente et prolongée dans la mer.

» Le patient était un juif, et en été, tandis qu'il
» était en séjour au bord de la mer, il avait l'ha-

» bitude de prendre trois bains par jour, chacun
» de ceux-ci ayant une durée d'une heure envi-
» ron. Était-ce bien là la cause de l'impuissance
» partielle par anesthésie du gland qui se produi-
» sit graduellement avant la fin de l'été ? Il est
» permis de le discuter, mais la relation de cause
» à effet semble probable.

» En tenant le gland enfermé dans un condon,
» après l'avoir lubréfié avec de la vaseline, la sen-
» sibilité fut rétablie en deux mois environ ».
(D. W. A. Hammond).

— De plus, chacun sait que chez les juifs, la
consommation de l'acte copulateur est obligatoire
pour les deux conjoints dans certaines périodes,
il est probable que, vu cette condition, l'acte s'accomplit très souvent par devoir seulement, par
conséquent sans éprouver le plaisir, ce qui est
pour moi une des causes de la naissance des
garçons.

XI. La naissance de beaucoup de filles provient de l'état de nullité dans laquelle se trouve la femme envers l'homme. Elle n'est pas maîtresse de ses actions, elle est obligée de jouer un rôle passif dans l'acte copulateur, par conséquent, si une femme est de nature peu capable d'éprouver le désir et le plaisir sexuels, ou si les circonstances l'y ont indisposée, elle n'a pas le droit de raisonnement devant la loi de l'obéissance, elle reste à tort et à raison principalement la chair à plaisir et la mère par supplément.

XII. Pour produire un fils il faut, comme l'a bien observé M. Schenk, que la femme se sente bien sous tous les rapports, pour produire une fille, il faut justement des circonstances inverses.

XIII. Si le père est beaucoup plus âgé que la mère, la progéniture sera principalement du sexe masculin, parce que dans la grande majorité des cas, le père est plus épuisé que la mère, par conséquent moins apte à éprouver le plaisir sexuel au degré normal.

XIV. Si la mère est beaucoup plus âgée que le père, la progéniture sera principalement du sexe féminin par la même raison, elle est moins apte à éprouver le plaisir sexuel.

XV. Si les parents sont plus ou moins du même âge, le sexe des enfants dépendra plus des autres conditions et circonstances.

XVI. Je suis portée à croire que chez les différentes nations, la proportion des fils, en regard des filles, n'est pas la même.

Les Français doivent produire plus de fils que, par exemple, les Russes, à cause de la plus grande inégalité d'âge chez les époux français, et à cause des différentes conditions économiques pour les deux nations.

Il y a certainement beaucoup plus de conclusions à tirer de ma théorie ; je ne veux m'en occuper davantage, c'est à ceux qui trouveront quelque intérêt à mon ouvrage de prendre ce soin.

Si les professeurs et les amateurs réduisent le volume de mon œuf de Colomb à celui d'un petit œuf d'abeille, il en restera toujours quelque chose.

CHAPITRE VIII

L'ART DE PRODUIRE DES ENFANTS D'UN SEXE VOULU

Un homme m'a fait la remarque que les hommes n'étaient pas des machines, comme il m'est arrivé de l'écrire.

Eh bien, et les femmes, ça ne compte pas ?

Je crois que j'ai suffisamment élucidé les principes de la loi naturelle et, ce qui en découle, la possibilité de la détermination du sexe à volonté.

L'existence de cette possibilité est de plus prou-

8

vée par les effets de la loi de circoncision et la loi conjugale de Moïse.

J'ignore comment les philosophes et les savants en médecine expliquent l'origine de la circoncision et de ladite loi ; je n'y trouve qu'une explication raisonnable : elles contribuent à atténuer le plaisir sexuel chez l'homme et obtiennent un plus grand nombre de naissances en général et de naissances d'enfants mâles en particulier.

Si les docteurs de la loi me proclament hérétique, je puis me consoler en invoquant la lumière céleste.

N'est-il pas vrai, que tandis que depuis bien des siècles, la terre tourne autour du soleil, celui-ci n'a pas cessé de se lever et de se coucher, pour ne pas nous déranger.

Et pur si muove !

Bref, pour avoir un fils, il faut restreindre de la volupté et renoncer au plaisir, messieurs, et pour ne pas avoir de filles, qui ne comptent pas, faire de même.

Si une femme enfante uniquement des filles, il n'y a pas à douter qu'elle ne soit impuissante sous le rapport sexuel.

Cette impuissance peut être accidentelle et elle ne doit pas être considérée toujours comme un état pathologique.

Il se peut que ce soit l'effet des circonstances extérieures, comme c'était le cas de ma sœur, que je ne peux pas noter comme exemple d'une maladie d'impuissance.

Elle savait qu'il y avait certaines périodes où le coït devait être fructueux et dans ces moments où elle savait qu'elle pouvait plus facilement concevoir, elle avait peur, c'est la peur de devenir enceinte qui paralysait son plaisir. C'est, il me semble, dans la grande majorité des cas, la cause de la naissance des enfants du sexe féminin.

L'effet peut être le même chez une femme parfaitement saine, mais qui veut avoir un fils, et chez laquelle le premier-né était une fille. En

n'étant pas absolument impuissante, elle perd
confiance en elle-même, elle doute de réussir et
c'est déjà la cause de son impuissance partielle et
relative. Douter, c'est échouer, la puissance peut
très bien lui manquer au moment où elle est la
plus nécessaire.

Au moment du coït, paralysée par une émotion
atténuant sa jouissance, elle ne peut pas ressentir
le plaisir au degré indispensable pour égaler ou
même surpasser celui de son conjoint ; d'autant
plus qu'une femme qui aime son mari ne se refu-
sera jamais à accomplir son devoir conjugal, que
l'usage, la loi et son amour lui prescrivent d'accomplir sans prendre en considération sa propre
disposition.

Chez la femme, c'est l'orgasme seul qui peut
déterminer des troubles dans son appareil reproducteur, mais elle ne s'en plaint que dans des cas
exceptionnels, d'autant mieux qu'elle ne connaît ni
les causes, ni les effets de cet état.

Pour qu'une femme puisse produire des fils, il

faut éloigner les causes qui la font impuissante au moment du coït.

L'impuissance sexuelle chez la femme, c'est en même temps une stérilité relative, c'est l'impuissance, l'impossibilité d'enfanter des enfants mâles à de rares exceptions près.

Certainement que la femme n'est pas digne de considération quand elle reste uniquement la chair à plaisir, mais la mère ?

Réfléchissez-y, messieurs Séguins.

Si vous ne pensez uniquement qu'à la satisfaction de votre plaisir, la nature violée vous donnera raison à vos dépens.

On me dit que ma découverte sera, si non la fin du monde, au moins, la fin de l'espèce humaine, je ne le pense pas, bien au contraire, plus il y aura d'hommes, moins il y aura des femmes stériles.

Et encore ! le Dr Boutan nous instruit qu'il

8.

n'ose pas demander aux hommes la sagesse des animaux (1).

(1) Pour les animaux, je pense que c'est à peu près les mêmes conditions qui déterminent le sexe : L'appareillement, et le degré de l'excitation sexuelle.

S'il est désirable que la femelle produise des petits mâles. il faut que l'intensité de son excitation sexuelle soit plus grande que celle du mâle au moment de la copulation.

CHAPITRE IX

RÉSUME

« C'est une idée très répandue que celle d'après
.» laquelle la perte de quelques gouttes de sperme
» affaiblit plus l'organisme que ne le fait la sous-
» traction d'une pinte de sang, rien n'est plus
» absurde. La liqueur séminale ne se produit pas
» rapidement et si l'orgasme se représente plu-
» sieurs fois au cours d'une période restreinte,
» dès la deuxième ou dès la troisième fois, il

» cesse d'être accompagné d'une émission de
» sperme véritable (1).

» Chez les jeunes gens absolument chastes, il
» arrive généralement que peu de temps après la
» puberté, les pertes nocturnes commencent à se
» produire. Tant qu'elles ne se produisent pas
» plus d'une fois par quinzaine, elles ne sont pas
» strictement incompatibles avec la santé, du
» moins avec celle d'un homme civilisé. Elles
» prouvent qu'au fur et à mesure du développe-
» ment du système reproducteur, la semence se
» sécrète et que les vésicules séminales une fois
» remplies, la nature intervient et les vide à sa
» façon.

» Si le fait arrive toutes les deux ou trois se-
» maines, il n'y a point de mal, l'influence de ce
» facteur est généralement exagérée, il est rare
» que par lui-même il puisse produire des trou-
» bles sérieux dans la santé des organes repro-

(1) Il n'y a pas de règle sans exception.

» ducteurs. C'est au contraire dans la grande ma-
» jorité des cas, un phénomène parfaitement
» normal, si nous considérons le trouble profond
» qui se produit dans le système nerveux, lors de
» l'orgasme sexuel, le vertige mental, la convul-
» sion musculaire, l'excitation respiratoire, cor-
» diaque et la ressemblance de tous ces phéno-
» mènes avec ceux de l'accès épileptique, nous
» pouvons comprendre comment la répétition
» trop fréquente doit conduire aux désordres
» d'une importance très grande pour la vie et la
» santé de l'individu.

» L'idée d'attribuer tous ces résultats funestes
» à la perte de quelques gouttes de la liqueur sé-
» minale est absurde. Ils se produiraient non
» moins certainement et selon toute probabilité,
» avec presque autant de gravité, s'il n'existait
» point de liqueur séminale.

» L'homme civilisé commet des excès en ma-
» tière sexuelle, cela n'est point douteux. »

(Dʳ W. A. Hammond).

— Ceci peut être parfaitement appliqué à la femme, chez laquelle c'est l'orgasme seul qui peut déterminer des troubles puisque il n'y a pas d'éjaculation.

La vie sociale actuelle est ainsi constituée, qu'il est extrêmement rare qu'un homme ne paye pas son tribut à Vénus, il n'en est pas de même pour la femme, mais en revanche « un enfant, certes », il n'est pas une femme, pas une mère qui n'en ait l'impérieux besoin.

Mais chez les humains. il n'existe pas de mère, qui ne doive en même temps devenir de la chair à plaisir.

« Il revit passer la petite figure ahurie de Vic-
» toire Coquelet, grosse du fils de ses maîtres,
» sans savoir comment, le candide visage de
» Rosine, incestueuse et virginale, telle qu'un lys
» tragique, la vision effroyable de Madame Char-
» lotte, encore saignante, toute déchirée du fruit
» de l'adultère, retournant au lit conjugale pour
» y mentir, pour y mourir peut-être.

» Et c'était ensuite lorsque les misérables en-
» fants venaient au monde, le profil inquiétant de
» la Couteau qui apparaissait, l'assassine !...

» La mère avilie, salie, rejetée ;

» L'enfant maudit, exécré, renié ;

» L'acte superbe de vie frappé d'ignominie. »
(*Fécondité*).

— Quelle est donc l'origine de cette loi atroce,
contraire à la loi de la nature pour laquelle il n'y
a ni homme ni femme, ni amant ni amante, ni
époux ni épouse, ni nécessité de contenter le désir ; pour laquelle il existe seulement une loi, le
but, la fécondation ?

Supposons qu'une révolution proclamerait et
consacrerait l'affranchissement de la femme, qu'il
y aurait des femmes libres, comme l'entendait
John Stuart Mill, dans quelles formes se moule-
raient alors les rapports sexuels ? L'instinct génital, quelle place occuperait-il dans la vie sociale ?
Le désir de l'homme, le désir de la femme, est-ce
là le *nervus reorum*, le point central de l'existence

humaine ? L'humanité peut-elle prospérer « sans que la chair ait sa flambée de joie ? sans que la femme reste la chair à plaisir d'un maître qui passe ?

D'une froideur d'épouse, « simplement résignée aux caresses conjugales » surgit une fille.

D'une froideur d'époux « simplement résignés aux caresses conjugales » surgit un fils.

Une froideur d'époux « simplement résignés aux caresses conjugales » ne reste pas inféconde.

La nature, pour donner la vie, n'a pas besoin de notre jouissance ; c'est un privilège dont elle nous fait cadeau dans sa prodigalité. Nous en faisons une arme contre nous-mêmes !

CHAPITRE X

ET NUNC ERUDIMINI

Mes enfants chéris.

Voici l'Evangile de la vérité.

J'ai estimé qu'il ne fallait pas que vous la cherchiez sous les choux.

Il faut une lumière absolue à la vérité, sa nudité ne pouvant scandaliser que les esprits mesquins, elle ne peut atteindre un esprit ferme, une âme saine, une intelligence développée.

J'aime mieux vous la dire que de vous laisser dans l'ignorance, qui est la mère de la fausse morale, de la superstition et du préjugé, peut-être la cause de beaucoup de vices et de déchéances.

Si l'homme tombe, ce n'est pas toujours parce qu'il a voulu braver le danger, c'est très souvent parce qu'il l'ignorait, parce qu'il ne voyait pas l'abîme.

Vous voyez bien, mes enfants, que l'amour, le véritable amour, et la passion, ne sont pas synonymes ; le mariage ne doit pas être une liaison des corps seulement, mais encore une union de deux êtres doués de raison.

Vous voyez bien que l'instinct génital n'est qu'un moyen dont se sert la nature pour évoquer chez l'homme le désir divin de procréer.

Il faut l'envisager à ce point de vue.

La jouissance ne doit pas être pour vous le moloch auquel vous porterez en holocauste votre âme, votre esprit et votre chair. Débarrassez-vous du préjugé que sans cette volupté votre vie sera dépourvue de toute joie.

La joie de donner la vie vaut bien la joie de vivre.

Soyez sobres et fiers, comme doivent l'être ceux qui s'estiment être comme les premices des créatures.

Vous valez mieux que les animaux dirigés uniquement par l'instinct, puisque vous pouvez agir selon votre libre arbitre.

Vous êtes libres de donner la vie, vous êtes libres de ne pas la donner, vous n'avez ni le droit, ni la nécessité de faire un trafic du précieux privilège dont la nature vous a dotés, vous n'avez pas le droit d'en faire l'esclave de votre égoïsme.

Mes bien-aimés, conduisez-vous avec sagesse, mais, avant tout, ayez une charité persévérante les uns pour les autres.

Celui qui n'aime pas demeure dans la mort.

FIN

Paris, Lundi 22 février 1900.

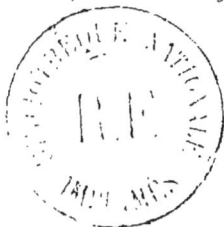

TABLES DES MATIÈRES

Châteauroux. — Imp. P. LANGLOIS et Cie.

A LA MÊME SOCIÉTÉ D'ÉDITIONS

Place de l'École de Médecine, 4, rue Antoine-Dubois
PARIS

Sous ce titre : **Comment on défend** nous venons de créer une petite série à **1** franc *déjà très demandée* : *le premier volume est* :

Comment on défend son Bétail, *Moyens de prévenir et de combattre la fièvre aphteuse (Cocotte)*, par Fabius de CHAMPVILLE, officier du mérite agricole, officier d'académie, 1 brochure. . . . . . 1 fr.

Comment on défend ses Poumons, *Lutte contre les maladies de poitrine*, par le D* Henry LABONNE, licencié ès-sciences, officier de l'instruction publique. 1 brochure in-8° avec *figures dans le texte* . . 1 fr.

Sous ce titre peu banal, le D* Henry LABONNE vient de publier une brochure que nous voudrions voir dans toutes les familles. Ce n'est pas de la vulgarisation scientifique, mais bien un *résumé substantiel et fort original* des moyens simples à employer pour éviter de devenir poitrinaire et pour se guérir, si déjà l'on est atteint. On est surpris, en lisant cet ouvrage, de voir, condensés en quelques lignes, l'hygiène, les exercices permis ou défendus, le diagnostic, le traitement hygiénique, les rares médicaments efficaces, l'alimentation, etc. Il faut aussi féliciter chaudement le D* Henry LABONNE d'avoir su ne conseiller que des moyens que le plus pauvre habitant des campagnes peut trouver sous sa main.

Comment on se défend du Rhumatisme. *La lutte contre les Douleurs et l'Arthritisme*, par le D* Henry LABONNE, licencié ès-sciences, officier de l'instruction publique, 1 brochure in-8° avec *figures dans le texte* . . . . 1 fr.

Comment on se défend des maladies nerveuses. *La Lutte contre la Neurasthénie et les Névroses*, par le D* Henry LABONNE, licencié ès-sciences, officier de l'instruction publique *quatre figures dans le texte*, prix . . . . 1 fr.

A LA MÊME SOCIÉTÉ D'ÉDITIONS

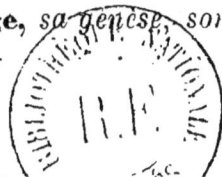

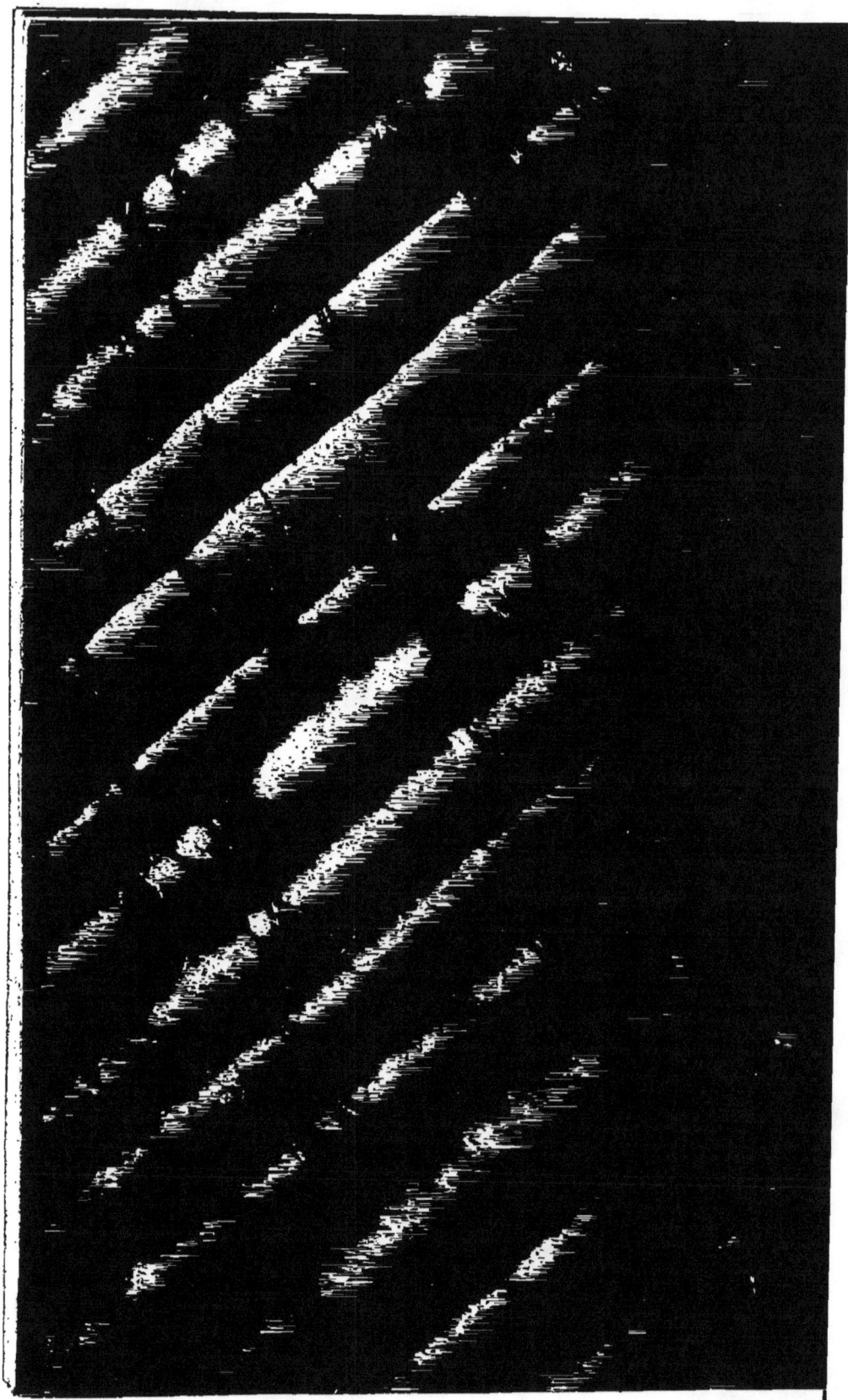

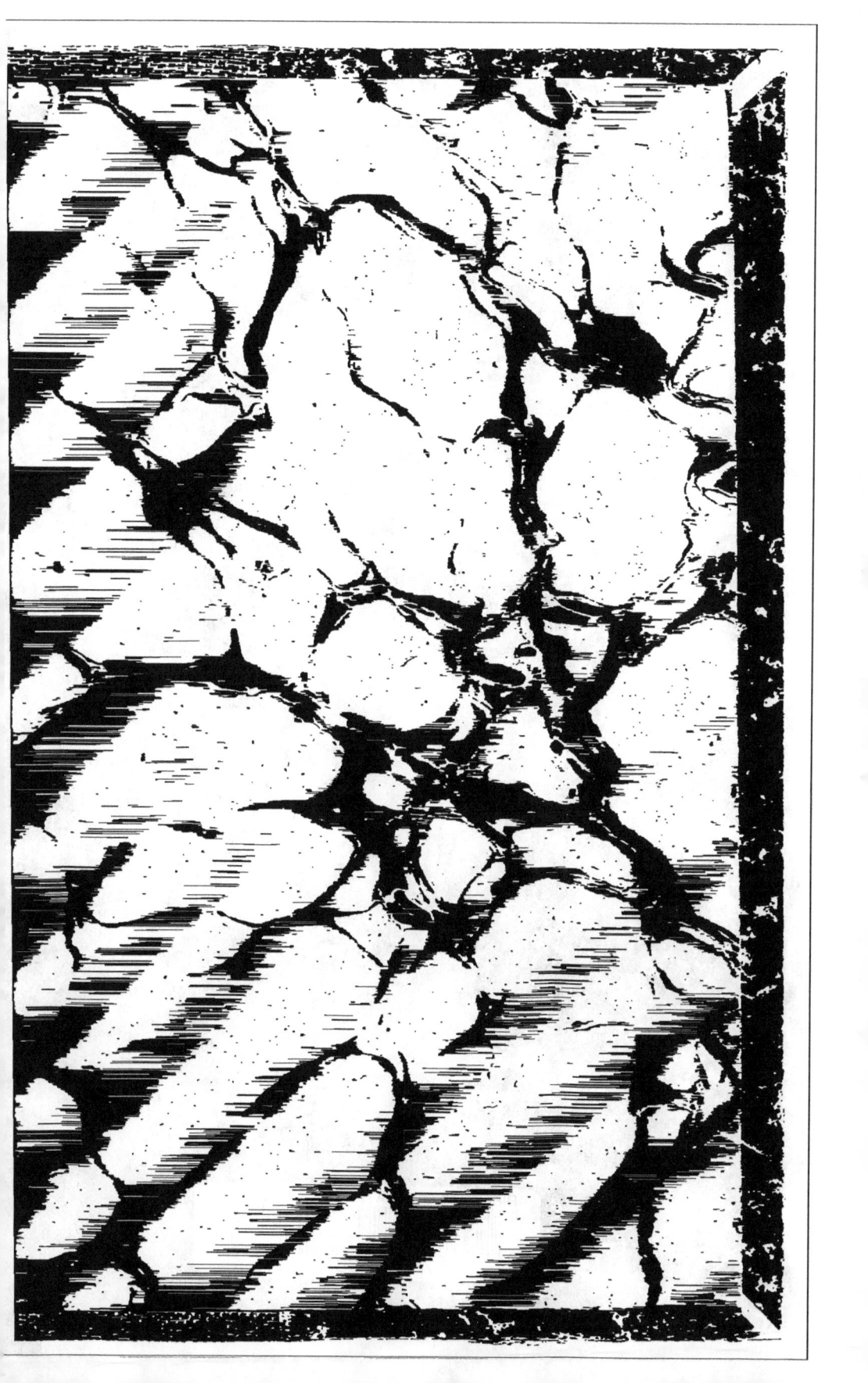

BIBLIOTHEQUE NATIONALE DE FRANCE

3 7531 03287942 2

www.ingramcontent.com/pod-product-compliance
Lightning Source LLC
Chambersburg PA
CBHW071206200326
41519CB00018B/5395

* 9 7 8 2 0 1 9 6 0 8 4 2 2 *